空腹力

〔日〕石原结实 著

安忆 译

天津出版传媒集团

天津科学技术出版社

KUFUKU WA NAZE IIKA?
Copyright © 2015 by Yumi ISHIHARA
All rights reserved.
First original Japanese edition published by PHP Institute, Inc., Japan.
Simplified Chinese translation rights arranged with PHP Institute, Inc.
In care of Bunbuku Co., Ltd.
经授权，北京快读文化传媒有限公司拥有本书的中文简体字版权
天津市版权登记号：图字02-2023-175号

图书在版编目（CIP）数据

空腹力 / （日）石原结实著；安忆译 . -- 天津：

天津科学技术出版社 , 2024.2(2024.5 重印)

ISBN 978-7-5742-1732-4

Ⅰ . ①空… Ⅱ . ①石… ②安… Ⅲ . ①饮食营养学

Ⅳ . ① R155.1

中国国家版本馆 CIP 数据核字 (2024) 第 006794 号

空腹力
KONGFULI
责任编辑：张建锋
责任印制：兰　毅

出　　　版：天津出版传媒集团
　　　　　　天津科学技术出版社
地　　　址：天津市西康路35号
邮　　　编：300051
电　　　话：(022)23332400
网　　　址：www.tjkjcbs.com.cn
发　　　行：新华书店经销
印　　　刷：天津联城印刷有限公司

开本 880×1 230　1/32　印张 8.25　字数 125 000
2024年5月第1版第2次印刷
定价：58.00元

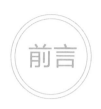

前言

　　人类至今为止所经历的300万年历史，从某种意义上来说其实是一段"空腹的历史"。洪水、干旱、火灾、地震等各种自然灾害造成粮食短缺，毫不夸张地说，几乎所有的历史时期，人类都在经历饥荒与争战。

　　当缺乏食物、肚子空空出现低血糖的症状（脚步不稳、手抖、意识恍惚、昏迷……）时，人体具备十多种激素来提升血糖，如肾上腺素、皮质醇、胰高血糖素、甲状腺素、生长激素等。可反过来，当我们吃得太多，血糖上升时（长期如此会患上糖尿病），能降低血糖的激素却只有胰岛素这一种。

　　可见，**我们的身体非常习惯应对空腹的情况，且具备大量在空腹时保持健康、维持生命活动的机能。**

然而，现代人不仅吃得过多，还存在运动不足或体力劳动不足的问题。不仅如此，人们摄入过量的糖、甘油三酯、胆固醇等，造成体内营养物质过剩，甚至出现血液中尿酸和乳酸等代谢废物含量升高的问题。然而，人体并不具备太多处理这些过剩物质和代谢废物的能力。因此，高血糖（糖尿病）、高脂血症（肥胖、脂肪肝、动脉硬化）、高血压（脑卒中、心肌梗死）、痛风等"吃出来的疾病"成为现代人的高发疾病。如今，这些"生活方式病"让无数现代人苦不堪言。

大量研究指出，过量进食或营养过剩不仅会引发癌症、类风湿性关节炎、溃疡性大肠炎、克罗恩氏病、各类皮肤病等免疫失调类疾病，还是妇科疾病、不孕不育等疾病的诱因。

人类在现代科学论证之前，就已经认识到"吃太多"的害处了。在建成于距今6 000年前的金字塔的碑文中有这样一句话，其现代英语译作"Man lives on 1/4 of what he eats. The other 3/4 lives on his doctor."大意是"人吃下的食物，1/4养活了自己，3/4养活了医生"。这句话形象地说明"吃得太多会引起疾病，最终不得不依靠医生的治疗才能延续生命"。

传说在古埃及，贵族阶级相互寒暄的话语是"想吐吗？吐几口吧！"可见在那时，人们就已深知过量进食是不健康的。

在莎士比亚的《威尼斯商人》中，侍女尼莉莎有一句著名的台词："吃得太饱的人跟挨饿不吃东西的人一样，是会害病的。"日语中也有"八分饱不得病，十二分饱大夫不够用"的谚语。

时至今日，现代科学已经大量证明了"空腹的力量"，举例来说有以下几种。

1. 激活长寿基因

2000年，美国麻省理工学院的生物学教授莱昂纳多·格伦特经过研究指出，空腹（饥饿）会激活Sirtuin基因（又名"长寿基因"），有助于人类的高质量长寿。

2. 提高免疫力

空腹时，血液中的糖、脂肪、蛋白质、维生素、矿物质等营养素含量不足。白细胞在维持自身活动时也要摄入这些营养素，因此在空腹时白细胞也处于"空腹"状态，它们会更贪婪地吞噬病原体、过敏原和癌细胞等异物，从而提高人体免疫力。正因如此，人们生病时才会出现食欲低下的现象。

3. 激活大脑

空腹时，"饥饿素"的分泌量会增多，这种激素能激活大脑功能。人类在历史上曾长期面临饥饿，在饥饿素激活大脑的作用下，人们改进了狩猎和务农的技术，发明出各种机械，人类文明得以延续至今。

4. 促进大便、小便的排泄

"吸收会阻碍消化"是人类生理机能的铁则。换言之，进食后人体为了消化，血液会向胃部和小肠聚集，而流经大肠、肾脏、膀胱等排泄器官的血流则会减少。这使得排泄活动无法充分进行。反之，空腹（无须吸收的状态）能促进排泄。这就是为什么在极度的空腹状态——断食的过程中，人体会集中出现诸如口臭，舌苔厚，痰、眼垢、鼻涕多，尿液浓黄等各类排泄现象。

中医认为，"万病之源，源于血污"。空腹时，体内的排泄器官可以开足马力，将血液中的垃圾全部排出体外，净化血液，从而有助于预防和改善疾病。

5. 获得精神上的安宁

空腹时虽有不满足感，但与此同时，身心也会变得清爽而轻盈。这是因为人在空腹时，大脑会分泌快感激素 β-内啡肽，同时大脑检测时，还会出现有助于情绪稳定的脑波（α波）。

6. 体温升高

鸟和母鸡在孵化时，每天只吃一顿，并且只啄食少量饲料，几乎不吃不喝。因为不吃才能产生更多热量，达到孵化所需的较高体温。

虽然进食后消化和吸收食物也会产生热量，但燃烧体内残留的糖、脂肪、代谢废物的产热效率远高于摄食产热。

人类和动物在患上重大疾病或是受伤时，一定会发热，并丧失食欲，这是因为生命体所具备的自愈能力需要通过"发热"和"空腹"才能最大限度地发挥出来。

以上就是我简单总结的空腹所能带来的益处。

在本书中，我会在通过大量类比、介绍真实案例的同时，简明扼要地说明空腹的效果。

由衷地希望"空腹力"能为大家的健康生活发挥巨大的作用。

目录

第1章
"空腹力"创造健康

苦于营养过剩的现代人 …………………………………………… 02

人体天生善于应对空腹 …………………………………………… 04

内脏脂肪囤积的害处 ……………………………………………… 08

代谢综合征是吃太多的结果 …………………………………… 11

空腹力能提高免疫力 ……………………………………………… 14

减少单日总摄入热量才有意义 ………………………………… 16

进食后并不能立刻获得饱腹感 ………………………………… 19

想吃就吃是很难保持身体健康的 ……………………………… 22

基础代谢量会随着年龄增长逐年下降 ………………………… 25

有时不吃饭才更有力量 …………………………………………… 28

不吃早餐大脑也可以照常运转 ………………………………… 32

晚餐吃得晚的人可以省去早餐 ………………………………… 35

年过六十也要锻炼肌肉 ⋯⋯⋯⋯⋯⋯⋯⋯⋯⋯⋯ 37

饮酒不超过360mL ⋯⋯⋯⋯⋯⋯⋯⋯⋯⋯ 40

少吃一两餐，晚餐就可以自由享受美食 ⋯⋯⋯⋯ 42

利用半日断食法成功治愈代谢综合征 ⋯⋯⋯⋯⋯ 44

第2章

血液不净是万病之源

炎症、发热是人体处理代谢废物的结果 ⋯⋯⋯⋯⋯ 48

血液不净导致身体不适 ⋯⋯⋯⋯⋯⋯⋯⋯⋯⋯⋯ 52

血液不净的第一大诱因——动物性蛋白摄入过量 ⋯⋯ 54

血液不净的第二大诱因——运动不足 ⋯⋯⋯⋯⋯⋯ 57

血液不净的第三大诱因——压力 ⋯⋯⋯⋯⋯⋯⋯ 60

缓解压力的关键是转变心态 ⋯⋯⋯⋯⋯⋯⋯⋯⋯ 63

血液不净的第四大诱因——体寒 ⋯⋯⋯⋯⋯⋯⋯ 66

血液不净的第五大诱因——外界的有毒物质 ⋯⋯⋯ 69

是药三分毒 ⋯⋯⋯⋯⋯⋯⋯⋯⋯⋯⋯⋯⋯⋯⋯ 72

排出不干净的血才能获得健康 ⋯⋯⋯⋯⋯⋯⋯⋯ 74

疾病是身体清除"不净血液"的反应 ⋯⋯⋯⋯⋯⋯ 77

血液不净会激活癌症因子 ································ 85

血液不净也会引发白血病 ································ 87

第3章

利用断食疗法治疗疾病

癌症与食物的关系 ································ 90

20世纪70年代美国已经发现动物性脂肪摄入过量的问题 ··· 95

不吃早餐曾帮助我恢复健康 ································ 97

我与自然疗法的邂逅 ································ 100

在贝纳医院得知胡萝卜苹果汁疗法 ················ 103

莫斯科断食疗法医院令人震惊的治疗效果 ·········· 105

断食疗养所的生活 ································ 107

胡萝卜苹果汁与生姜红茶的制作方法 ·············· 109

断食后体内囤积的代谢废物会不断排出 ············ 112

断食后体温上升，改善症状 ································ 115

断食期间人体组织都在进行修复工作 ·············· 117

胡萝卜苹果汁断食法的惊人疗效 ················ 119

断食后的复食阶段至关重要 ································ 121

患有这些疾病则不适合断食 ································ 125

第4章

轻松易行的"半日断食法"

现代人不需要吃早餐 ··· 128

不吃早餐或少吃一点 ··· 131

午餐吃什么 ·· 133

晚餐吃什么 ·· 135

需要向主治医师咨询的情况 ··· 137

利用半日断食法，半年成功减重14kg ······························· 139

第5章

温暖身体，治愈疾病

体温过低会引发疾病 ··· 144

人体原本就不耐寒 ·· 146

体温升高，免疫力也会随之提升 ····································· 148

过量饮水并不健康 ·· 150

过量饮水造成的可怕疾病 ··· 154

泡澡的惊人功效 ·· 157

有效治疗疾病的泡澡法 ··· 160

走路简单轻松又有效果 ·················· 163

持续锻炼腰部和腿部肌肉 ·················· 167

体寒与癌症的可怕关系 ·················· 170

不孕症也是体寒造成的 ·················· 172

穿戴能保暖的衣物 ·················· 174

只温暖腹部治好了多年的疾病 ·················· 177

第6章

远离疾病的饮食方法

提高体温的日常饮食 ·················· 182

温热的食物与寒凉的食物 ·················· 184

阳性体质与阴性体质 ·················· 186

阴性体质的人应该吃阳性食物 ·················· 189

易发胖的食物与有助于瘦身的食物 ·················· 192

吃应季的蔬菜和水果 ·················· 194

相比盐的过量摄入，更应警惕摄入不足 ·················· 197

需要盐的人与不需要盐的人 ·················· 201

黑糖、蜂蜜等糖类的功效 ·················· 203

发酵食品以自然发酵为佳 ·················· 205

第7章

"空腹力"改变人生

被认为难以活过20岁的疑难杂症竟痊愈了 ……………… 208

战胜大肠癌 …………………………………………… 214

坚持半日断食法，重度肥胖和高脂血症不治而愈 ……… 217

加入洋葱的胡萝卜苹果汁治愈糖尿病 ………………… 220

战胜肥胖和特应性皮炎 ………………………………… 222

空腹力让人生更充实 …………………………………… 224

第8章

健康活到100岁的长寿秘诀

人类原本可以活到120岁 ……………………………… 228

高加索长寿老人的日常生活 …………………………… 231

日本百岁以上的老人越来越多 ………………………… 237

锻炼下半身肌肉，对抗阿尔茨海默病 ………………… 239

减少热量摄入，实现高质量长寿 ……………………… 242

如何看待手术和化疗 …………………………………… 244

高质量长寿的根本就是空腹力 ………………………… 246

第 **1** 章

"空腹力"
创造健康

苦于营养过剩的现代人

近年来，代谢综合征[①]已成为社会问题。尤其是男性，全球每3个40—49岁的男性中，就有1人存在肥胖问题。许多女性也有体重超标的苦恼，并在努力地减肥。

近年来，日本人的健康问题在于越来越多的人因过量进食而导致肥胖，甚至因此损害到健康。当然，很多疾病不单纯是由过量进食引发的，还有以压力为代表的各种诱因。但是，大多数生活方式病的确是由吃得过多而造成的体内营养过剩引发的。

[①] 代谢综合征是指人体的蛋白质、脂肪、碳水化合物等物质发生代谢紊乱的病理状态。同时有"肥胖"与"三高"，常提示存在该病。——编者注（如无特殊说明，本书脚注均为编者注。）

我们需要明确的是，并非肥胖本身会对身体造成不良影响，而是因为过量进食会造成血液不净和体寒，还会引发免疫力低下等诸多健康问题，对此我会在后文一一详细讲解。

造成万病之源——血液不净的主要原因是过量进食、过量饮酒等不良生活习惯。现在大部分现代人已经不需要面临"营养不良"的问题，相反，苦于"营养过剩"的人却比比皆是。

因此，不论是为了维持身体健康，还是意图治疗疾病，都应积极锻炼本书后续详细介绍的"空腹力"。改变过量进食、过量饮酒等不良生活习惯才是解决问题的核心。

人体天生善于应对空腹

人类至今所经历的历史清楚地证明，我们并不擅长应对过量进食。有研究认为，在300万年前，早期人类从类人猿中分支进化，成为现代人类的祖先。那之后，在人类的历史中，我们经历过冰河期、洪水、地震等各种自然灾害，期间战乱频发，人类一直为确保口粮而疲于奔命。以日本为例，日本人真正从对饥饿的担忧中彻底解放出来也不过六七十年。

换言之，在这300万年间，人类一直笼罩在饥饿的阴霾之下。即便是现在，全球仍有部分地区的人正饱受饥饿之苦。

人类经历了漫长的饥饿时代，文明延续至今，因此对于人体来说，饿肚子才是一种常态。人体中存在大量在面对食物不足时用来维持生命的生理机能。人类失去空气只能存活约3分钟，断水约3天则会丧命。而研究发现，只要有空气和饮水，即便没有食物，人类也能存活长达30天之久。

可见人体应对空腹的能力着实令人震惊。当摄入的营养超过人体所需时，这些多余的能量会转化为皮下脂肪储存起来，以应对饥饿的不时之需。在无法获取食物时，人体就依靠这些储存的能量攻克难关。

如今，几乎不存在没有东西可吃的情况，除了三餐吃得很饱之外，我们还能吃到各种各样的零食、甜点、饮料等能够满足口腹之欲的食物。若人们不加节制、想吃就吃，很容易摄食过量，而摄入的这些营养过多，无法得到有效利用，便会囤积在身体里。

然而，问题在于人体几乎不具备应对饱食的生理机制。进食后血糖值会上升，可人体中能够降低血糖值的激素只有胰岛素。反而在人们饥肠辘辘时，体内能提升血糖值的激素却阵容庞大，如肾上腺素、生长激素、甲状腺素、皮质醇、胰高血糖素等。从人类的这一机制也能看出，人体天生就具备极强的耐饥饿能力。过量进食则会诱发各种问题。首先，为了消化吸收，大量血液长期聚集在胃部和小肠，流经大肠、肾脏这类负责排泄功能的器官的血流则相应减少。大小便排泄不畅，造成代谢废物滞留在体内。因此，过多的消化吸收会妨碍排泄。

此外，当血液集中在胃肠时，流向骨骼肌、大脑和心脏等其他器官和组织的血液供给量也会相应降低。因此，人们在饭后往往会感到困倦乏力，不想活动身体。

如果每天在一日三餐的基础上，还时常吃些零食，人体就会陷入血液不断向胃肠聚集的状态。这意味着血液对其他器官的供给会持续不足，导致其他器官代谢低下，从结果来看，还会造成体温下降。人体中所有的脏器都依靠血液送来的氧气等营养物质生存，血液供给减少后，大脑和心脏也更容易出现突发性疾病。

不仅如此，**人体无法完全消耗的营养充斥于血液中，会转变为多种疾病的诱发因素。**

许多因心肌梗死或脑卒中被送入医院就诊的患者，大多在发病前有过量进食或过量饮酒的情况。我在读研究生时，每周会在急救医院工作一天。当时被紧急抬进医院的心肌梗死或脑卒中的患者，几乎都在发病前大吃特吃或大量饮酒。

每次完成急救处置，我会和家属确认患者发病前的情况，经常得到"今天为了庆祝孙子的喜事，一家人齐聚一堂，心情大好，不知不觉就吃多了、喝高了""昨晚被叫去应酬，回到家时醉醺醺的"等类似回答。

内脏脂肪囤积的害处

一般情况下，若一名患者是"内脏脂肪型肥胖"，同时伴有高血糖、高血压、高脂血症中的两项或以上代谢问题时，就可确诊为代谢综合征。

近年来，"内脏脂肪"这个词时常出现在我们的生活中，相信不少读者已经对它相当熟悉了，不过我在此还是想对它进行一个简单说明。内脏脂肪是指存在于内脏周围的脂肪组织，当这类脂肪大量囤积，就会形成内脏脂肪型肥胖。肠道周围的肠系膜脂肪大量囤积就是典型的例子。内脏周围的脂肪从人体外表无法观察，也无法通过手指直接捏起。因此，这是一种隐藏在体内的脂肪。

与此相对的，皮下脂肪是附着在皮肤之下的、皮下组织上的脂肪。这些脂肪靠近身体表面，可以用手指捏起来。为此，只需测定捏取到的体脂肪厚度，就能在一定程度上确认肥胖程度。因此，属于皮下脂肪型肥胖的人，通常体型看起来比较松弛。

内脏脂肪和皮下脂肪都是过剩的营养囤积在体内形成的。二者的主要区别在于，能量以皮下脂肪的形式储存时，其燃烧消耗的过程十分缓慢，而内脏脂肪则具有快速囤积，一旦空腹就能快速燃烧消耗的特点。另外，皮下脂肪释放出的游离脂肪酸主要被肌肉等组织利用，而内脏脂肪释放出的脂肪酸则会通过血管直接进入肝脏中，进而形成诱发高脂血症的脂肪，或生成引发糖尿病的血糖。因此，**若内脏脂肪增多，体内的有害物质也会随之增加，带来更高的罹患糖尿病、脑梗死、高血压等生活方式病的风险**。

男性比女性更容易囤积内脏脂肪。男性具有较多能立刻消耗使用的内脏脂肪，女性则拥有较多不易消耗的皮下脂肪。科学家们认为，这种区别源自人类漫长的进化历史。在远古时代，男性要外出狩猎来确保食物来源，因此需要更多能瞬间爆发的能量。而女性为了生育后代，则需要确保更多能长期储备的能量。

从体型来说，男性较常见的上半身肥胖，即内脏脂肪增加型肥胖。女性较常见的下半身肥胖则是皮下脂肪增加型肥胖。由这两种肥胖方式形成的体型也各有特点，内脏脂肪增加型肥胖俗称"苹果形身材"，而皮下脂肪增加型肥胖俗称"梨形身材"。

代谢综合征是吃太多的结果

目前日本广泛使用的代谢综合征诊断标准是由日本肥胖学会等机构制定的，其内容大致如下：

· 男性腰围超过85cm，女性超过90cm

腰围能够反映体内围积内脏脂肪的可能性。如前文所述，内脏脂肪不同于皮下脂肪，是一种附着在内脏周围的脂肪，尤其代指附着在肠系膜与肝脏上的脂肪。内脏脂肪的准确状态需要通过超声波检测才能验明。不过，也有通过外表就能判断的简易指标，即男性腰围超过85cm，女性腰围超过90cm时，其患有内脏脂肪型肥胖的可能性较高。

在此基础上，若在以下项目中符合任意两项，就可诊断为代谢综合征。

- 高脂血症（甘油三酯）——血清中脂肪含量高于150mg/dL，或血清中HDL胆固醇值（好胆固醇）低于40mg/dL，或同时满足上述两条。
- 高血压——收缩压（高压）超过130mmHg，或舒张压（低压）超过85mmHg，或同时满足上述两条。
- 高血糖——空腹血糖高于6.1mmol/L。

　　这一标准与世界卫生组织（WHO）以及美国等国家的机构制定的标准存在一定差异。另外，在国际糖尿病联盟（IDF）的标准中，男性的腰围标准为90cm，女性为80cm。因此，日本也有学者针对日本的诊断标准提出过修改意见，如将女性的腰围标准值改为低于男性标准值等。

　　这类修改意见确实具有一定的参考价值，因为测量腰围是为了衡量内脏脂肪囤积的状态，使用的标准是内脏脂肪面积超过100cm^2，然而只有使用CT扫描才能检测出内脏脂肪状态的精确数据。因此，像日本标准中的男性腰围标准值较小，女性腰围标准值较大的数值在学界存在一定争议。

　　此外，也有一些学者认为，男性85cm的腰围标准太过严格。事实上，年过三十的微胖男性，腰围差不多就是

85cm。虽然究竟以什么作为标准尚无定论，不过大家主要还是需要关注自身的体型，比如，如果相比身高，腰围明显偏大，则一定要予以关注。

简单来说，代谢综合征就是吃得太多导致肥胖，最终引发高脂血症、高血压和高血糖。与此同时，罹患心肌梗死、脑卒中等疾病的风险也相应增高。

因此，**若是担心自己是代谢综合征潜在患者或已经确诊为代谢综合征，那么第一要务就是改变自己"过食"的坏习惯，并在此基础上养成定期运动的好习惯**。这对于改善和治疗代谢综合征最为有效。

空腹力能提高免疫力

通过少吃一餐等方式降低摄入的总热量，对治疗代谢综合征十分有效。不过，确保一定的空腹时间所带来的健康收益远不止如此。保持空腹还能提高免疫力。

近年来，"免疫力"一词常常被人们提起。简单来说，**免疫力就是血液中白细胞的力量**。白细胞与单细胞生物阿米巴原虫十分类似，它们被认为是36亿年前，在地球生命的萌芽阶段诞生的原始单细胞生物的遗迹。

白细胞会在血液的海洋中自由活动，吞噬病菌、癌细胞和代谢废物。它们就像我们身体里的清洁工，负责体内大扫除的工作。当我们饱餐一顿时，血液中的营养物质增多，白细胞便可以大快朵颐，但如果此时病原体入侵或产生了癌细胞，白细胞便没有精力吞噬这些有害身体的物质了。换言之，当我们吃太饱时，免疫力会相应降低。

相反，**当我们饥肠辘辘时，白细胞也缺少养分，因此在遇到病原体侵入或出现了癌细胞时，白细胞就会更积极地吞噬这些异物**。人类和动物一样，在生病时会丧失食欲，这是人体的内环境稳定性在发挥作用。为了治疗疾病，内环境稳定性会自动降低食欲，从而降低身体营养状态，让白细胞陷入饥饿，以提高免疫力，自然而然地调节身体状态。

换句话说，空腹能促进白细胞发挥作用、提高免疫力。免疫力提高后，我们便不会轻易患病，即使患病也会拥有更强的力量对抗疾病。因此，只要每天制造一次空腹状态，就能帮助我们远离疾病，治愈疾病。

减少单日总摄入热量才有意义

不论是不吃早餐或午餐，还是每天只吃两餐，抑或是早、午餐都不吃，一天只吃一餐，如果只是减少进餐次数，但一整天的进食量却不减少，人体反而会发胖。比如，假设一个人一天共摄入8 360kJ，相比分成三顿吃，将8 360kJ分成两餐吃更容易长胖。这是因为单次的热量摄入增加后，营养成分更容易被人体吸收储存，也更加容易囤积脂肪。

如前文所述，人类在300万年的历史中有2 999 950年都在忍饥挨饿，过着"吃了上顿没下顿"的日子，人体自然形成了摄入能量后尽可能以脂肪的形式储存起来的生理机制。我们的身体也在这时形成了囤积脂肪的习惯，所以进食的次数越少，身体反而越容易囤积脂肪。

因此，在实践一日两餐时，如果不减少总的摄入热量，减肥就无从谈起。重点在于总摄入热量和整体食量双双减少。这个道理正如日本谚语说的"八分饱不得病，十二分饱大夫不够用"，由此可见，古人早已认识并总结出这一经验之谈。

我在前言中也提到过，在建成于距今6 000年前的金字塔的碑文中有一句话，其现代英语译作"Man lives on 1/4 of what he eats. The other 3/4 lives on his doctor."大意是"人吃下的食物，1/4养活自己，3/4养活医生"，换句话说，吃太多会引发疾病，最终只能依靠医生的治疗。由此可见，人类认识到过量进食的危害和少食的益处的时间比我们想象中还要早。

在过去漫长的历史中，人类几乎一直处于空腹的状态，所以，只要食物摆在眼前，不论多少都能吃下的本能便应运而生。同时，生病时会丧失食欲，发热时不想吃东西也是人的本能在抗拒摄入。虽然在这种必要时刻，身体会自行帮助我们拒绝进食，但是在不生病的时候，我们就会对食物来者不拒。因此，在当今这个食物充足的时代，这样的本能让我们不由自主地吃下过多的食物，从而使我们陷入代谢综合征等各种疾病的泥沼之中。

总之，除了生病造成的食欲不振，人类想要自主控制饮食并非易事。

进食后并不能立刻获得饱腹感

当我们通过减少总摄入热量来控制饮食时，最先面临的就是"空腹感"的问题。所谓的空腹感与饱腹感，并非是指肚子里实际上是否有食物。当血液中的血糖值下降，大脑的空腹中枢就会产生空腹感；而在血糖值上升时，饱腹中枢则会让我们感到饱腹感。

比如，感到肚子饿了，吃下米饭、面包或面条等碳水化合物后，这些食物从开始被消化到使血糖上升大概需要1小时。也就是说，<u>即使吃了东西，我们也不会立刻产生饱腹感，而是会在这1小时里一直感到肚子空空，让人误以为自己还能继续进食</u>。因此，如果在感受到饱腹感之前不停止进食的话，就非常容易造成进食过量。

<u>当感到肚子饿时，不妨吃一些黑巧克力、黑糖，或是</u>

喝一杯生姜红茶（做法详见第110页）来补充糖分，这样只需1分钟就能快速提升血糖值，消除空腹感。

在日本埼玉医科大学急救中心的临床实践中，当送来急救的患者没有食欲时，医生一般会让患者吃一些巧克力，或喝一杯热可可。这是因为曾经有一些住院患者吃不下任何东西，于是医生问他："有什么想吃的东西吗？"患者回答："想吃巧克力。"让医生没想到的是，患者吃了一些巧克力后，病情竟有所好转。自那之后，再碰到没有食欲的病患，医院都会提供巧克力。巧克力含有蛋白质、脂肪、碳水化合物、维生素和矿物质，是一种全营养食品。

另外，预防代谢综合征，并不是一点肉都不能吃，只是在我们的日常饮食中，很容易过量摄入肉类等动物性蛋白。为什么这么说呢？我们可以从人类的牙齿结构来分析，成年人共有32颗牙齿，其中用来啃咬瓜果蔬菜的切牙共8颗；用来撕咬肉类的尖牙共4颗；其余20颗都是用于嚼碎谷物的磨牙。换言之，**从人类牙齿数量的比例来看，磨牙占62.5%，切牙占25%，尖牙占12.5%。由此可推测，过去人类的饮食结构中，谷物约占60%，蔬菜水果占25%~30%，而动物性蛋白只占10%~15%。**

因此，在我们的日常饮食中，只要将肉类等动物性蛋白的摄入占比控制在10%左右，就可以放心吃肉。

想吃就吃是很难保持身体健康的

有些人平时想吃就吃、想喝就喝，却没有发胖，身体也十分健康。其实这类人可能自己都没有意识到，他们的日常活动量很大，使得身体消耗的热量超过了摄入的热量。如果平常工作中能够充分活动身体，或保持定期运动，身体一直健康、不发胖，那么在饮食方面想吃就吃也没什么问题，完全可以继续保持现有的饮食和作息。只不过在现实生活中，想做到这一点绝非易事。

很多人在学生时代体重变化不大，但是参加工作后或是婚后就开始慢慢"发福"。

现代人的工作大多需要对着电脑久坐办公。因此参加工作后，人们很容易运动不足。另外，不少人在单身时可能不会每天都吃早餐，单日的总摄入热量较少，但是婚后一日三餐变得规律，不知不觉就会过量进食。长此以往，这些人就很容易患上代谢综合征，其他各种疾病也会找上门来。

在学生时代参加过体育社团的人尤其需要提高警惕。这些人上学时会参加系统性的体育训练，通常饭量较大，但因为运动消耗的热量超过了摄入的热量，所以并不会长胖。但他们也会因此形成大量进食的习惯，在参加工作、不再训练后，若没有及时调整饮食习惯，就会因为运动不足而引发肥胖。这对身体而言是一种很不理想的状态，它会使这些人年纪轻轻时就成了代谢综合征的潜在患者。

举个极端的例子，这种情况常会发生在退役后的相扑力士身上。现役的相扑力士每天都训练，身上赘肉较少，肌肉较多。因此在现役期间，虽然难免受到伤病困扰，但身体的健康情况通常较好。然而退役后，相扑力士的运动量骤减。如果饮食习惯与现役时保持一致，食量依旧很大，那么这类相扑力士很容易英年早逝。若想在退役之后仍保持身体健康，则必须从退役就开始有意识地控制食量、减轻体重。

因此，越是在学生时代从事剧烈运动的人，就越要警惕饮食习惯的问题。

需要特别注意的主要有两大要点。一是控制食量。如果继续与以前一样大吃大喝，长此以往很容易发展为代谢综合征。二是不要彻底中断运动。即便运动量只有过去的几分之一，也要保持定期运动的习惯。这部分人由于过去的训练经历，其本身肌肉的基础条件就比较好，因此<u>运动的重点要放在维持一定的肌肉量上</u>。我在后文也会对此进行详细说明，<u>人体肌肉量越多，基础代谢也会越活跃</u>。

基础代谢量会随着年龄增长逐年下降

　　如果你一日三餐正常吃，没有发胖，全身也没有一处不舒服，身体十分健康，那就不需要采取本书推荐的利用不吃早餐等方法控制饮食。可如果你存在肥胖、身体不适的问题，或患有某些疾病，不妨尝试少吃一顿饭，来培养自己的空腹力。

　　如前文所述，一日三餐规律进食的人容易出现吃得太多的问题，即使现在看起来没有健康困扰，日后罹患代谢综合征的危险性还是很高的。

　　人们通常认为运动量越大，消耗的热量就越多，所以只要保持定期运动的习惯，就可以一日三餐照常吃。如果可以控制消耗的热量大于摄入的热量，确实不会让人发胖。可若只是稍做运动，饭量却和年轻时别无二致，还是会让人逐年发福。这是因为随着年龄的增长，人体的基础代谢也在逐渐变慢。

年轻时，人的基础代谢十分旺盛。所谓的基础代谢，是指"人体保持静止时为维持生命体征所消耗的能量"。**人体的发育期结束后，成年人的单日基础代谢平均值，男性约为6 270kJ，女性约为5 016kJ**。此外，由于肌肉的能量消耗量十分惊人，因此肌肉量较多的人基础代谢更高。一般来说，随着年龄的增长，肌肉量也会逐年减少，基础代谢便随之减缓。

每1kg体重的基础代谢量在儿童时期最高，随着年龄的增长逐年下降，成年人在20—29岁、30—39岁、40—49岁、50—59岁、60—69岁的基础代谢量呈递减趋势。也就说是，即使保持与20多岁时相同的运动量和进食量，我们仍会逐渐长胖，这是因为基础代谢量下降了。

一个人一天所需的能量与他每天的活动水平相关，大多数人所需的能量为基础代谢的1.5～2倍。换言之，运动量大的人可以适当多吃一些。如果几乎不活动身体，运动量很小，那么只摄入接近基础代谢量的热量就足够了。

人们随着年龄增长，不仅基础代谢量在下降，运动量也会减少，加上肌肉量逐年下降，因此更容易发胖。而肌肉量的减少又和基础代谢量的下降密切相关，这会使进食获得的热量无法得到充分的燃烧消耗，最终囤积在体内。

肌肉量下降会引发代谢量下降，从而更容易诱发代谢综合征。相反，**只要能够一直保持一定的肌肉量，即便年龄增长，基础代谢量也不会出现大幅下降**。

其实，代谢综合征更准确的叫法应是"代谢量'低下'综合征"，而最容易受代谢综合征困扰的正是年过四十代谢水平下降，并且生活和工作都很繁忙的人群。

有时不吃饭才更有力量

许多人在发胖后去医院检查，会被医生提醒"再这样下去会得代谢综合征的"。因此，他们接受医生建议，去健身房锻炼，相比以往，运动量确实有所提升，看似过上了健康的生活，可就是瘦不下来，有些人的体重反而增加了。这是因为运动会令人胃口大开，这部分人运动完反而觉着饭更香、酒更美，不知不觉就吃过头了。

如果一日三餐顿顿不落，还因为开始运动而比以往吃得更多、喝得更尽兴，会让单日摄入的热量超标。运动消耗的热量只能勉强抵消摄入的热量，有时甚至还无法彻底抵消，所以才会进一步发胖。

正因如此，我才提倡不吃早餐或午餐，将一日三餐改为一日两餐。你也许会疑惑，一天少吃一顿饭，甚至一天只吃一顿饭，还要做运动，难道不会饥饿难耐吗？其实，只需像我在前文中介绍的那样，在有空腹感时吃一块黑巧克力或黑糖，或者喝一杯加了黑糖的生姜红茶，快速提高血糖值就可以了。

以我自己来说，我从46岁开始早餐只喝2杯胡萝卜苹果汁（做法详见第109页）和1杯黑糖生姜红茶，午餐只吃山药泥和荞麦面。最近几年，有时午休时间会接受采访，所以一年之中，我大约有200多天都不吃午餐，只喝2杯生姜红茶了事。下班回家后，我会慢跑4公里。此外，每隔一两天，还会做一次力量训练。

我不喜欢肉类和鸡蛋，所以晚餐大多选择吃虾、蟹、乌贼、章鱼等海产品，喝一些啤酒或日本酒，再搭配味噌汤、纳豆、豆腐等来佐餐。我不会刻意控制晚餐的摄入量，想吃就吃，想喝就喝。通常一天下来，我只有一餐"正经饭"，虽然有时也会在中午时分稍有饥饿感，但一想到晚餐能不限量地吃爱吃的美味佳肴，我就没有太多精神压力了。甚至在肚子饿的时候吃晚餐会觉得食物格外美味。

我非常推荐这种"半日断食"（通常为不吃早餐，也可不吃午餐），这种方法十分轻松易行。

但是对于习惯一日三餐的人而言，不吃早餐可能会引起强烈的饥饿感。不妨像我一样，<u>早晨喝胡萝卜苹果汁或生姜红茶来提升血糖值，就能摆脱空腹感带来的困扰</u>。

不过对于以往三餐顿顿吃饱的人来说，改为一日两餐确实不容易。原本人体并不会感到如此强烈的空腹感，但因过去长期过量进食形成了习惯，所以对食物产生的不满足感可能反而更强。

因此，在还未习惯空腹前，如果感觉不吃早餐实在有些痛苦，那就用生姜红茶、黑糖红茶或黑巧克力来提升血糖水平，对抗空腹感。黑巧克力虽好，但也不能多吃。

另外，<u>不吃早餐或只吃八分饱、六分饱不会让你失去力量。像之前提到的相扑力士，他们的活动量远超普通人，却可以在不吃早餐的情况下，空腹进行4小时的高强度训练</u>。我自己也会在不吃早餐和午餐的情况下进行慢跑和力量训练等。

实际上，不吃饭才能更好地激发出人体的力量。进食后，身体为了消化，血液会向胃肠聚集，流经肌肉的血液量减少，让人使不上劲。不仅如此，如果在饭后进行剧烈运动，还有可能引发呕吐。

曾经取得WBC世界羽量级冠军的辰吉丈一郎也是从获得世界冠军的现役时期就一直保持着一日一餐的饮食习惯。

以上这些足以证明，有时不吃饭才更有力量。

不吃早餐大脑也可以照常运转

常有人说，如果不好好吃早餐，大脑就无法顺利运转。事实真是如此吗？

饥肠辘辘时，胃会分泌饥饿素。这种激素又叫"饥饿激素"，作用于下丘脑，具有促进食欲的作用。当我们断食时，血液中的饥饿素浓度会升高，开始进食后，饥饿素浓度随即降低。脂肪细胞分泌的瘦素则具有与饥饿素截然相反的作用。瘦素大量分泌能刺激饱腹中枢，从而抑制摄食中枢，降低食欲。

美国耶鲁大学的霍巴斯博士认为，**饥饿素的分泌能促进大脑海马的血液循环，让大脑功能更为活跃。**

饥饿素分泌后，我们会本能地渴望摄取食物，为了尽可能地确保食物供给而开动脑筋，就是空腹力驱动大脑高

<u>速运转的原理</u>。事实上，早餐不吃饱也不会出现大脑无法发挥作用的情况。我自己也不吃早餐，但还是能驱使大脑随时全力以赴运转。

吃不吃早餐与大脑的运转其实并无直接关系。虽然不可否认的是，大脑需要营养物质，因为大脑自身无法储存能量。但是，大脑所必需的营养物质是葡萄糖，即使几天不吃东西，人体也会将体内的葡萄糖优先输送给大脑。所以，断食几天不会影响大脑的正常运转。

对于大脑而言，糖分是最必需的养分，因此我推荐的不吃早餐饮食法，就是主张在早晨喝胡萝卜苹果汁、黑糖红茶或生姜红茶等饮品来代替普通早餐，这样可以充分补充糖分。如果在尝试这个方法后，仍然感到不吃早餐会头脑昏沉，可以追加吃一些黑巧克力等食物进一步补充糖分。

每个人的身体情况都不一样。如果你觉得吃早餐头脑更灵敏，那就继续吃早餐；如果尝试不吃后发现大脑反而运转得更快，则可以不吃早餐。根据自身的情况，选择让自己状态更好的饮食方式最重要。如果饮食方式确实不适合自己，身体也会提出抗议。所以不用因为听说不吃早餐绝对不行，就勉强自己吃下其实根本不想吃的早餐。

另外，关于喝水也是同理。近年来，大家普遍提倡应该多喝水。对此，我会在第5章详细说明，其实人体并不是非补充大量水分不可，过量饮水反而会给身体带来负担。

人类的身体本就存在一套生存机制，我们本能地知道身体现在需要什么。没有人可以预测自己的头发什么时候变白，皮肤什么时候出现皱纹。甚至当皮肤等人体组织受损时，它通常会自行修复如初，不会变得坑坑洼洼。这一切都是人体的本能所决定的。然而现在，人们却在身体渴望盐分、想吃米饭时认为不能摄入这些食物，在根本不想喝水时认为必须补充水分，这并不合理。

现代人饱受过食之苦，我们往往会在不知不觉中吃下远超身体所需的食物量。从某种意义上来说，这恰恰正在破坏我们的身体本能。

晚餐吃得晚的人可以省去早餐

.

有很多人因为工作，常常回家很晚，迫不得已只能推迟晚餐的时间。但是坊间也有"晚上10点后吃饭不好""在睡前2~3小时进食不利健康"等说法。

不过关于这些说法，大家也无须太过在意。晚餐吃得比较晚的人，可以选择省去第二天的早餐。一些人晚餐吃得晚，又必须赶早上班，吃早餐时往往肚子还不饿，却勉强自己吃东西。其实这时候不吃早餐，也不会觉得难受，反而减轻了身体的负担。

因此，**我推荐较晚吃晚餐的人群第二天不要吃早餐。不过，采取这种不吃早餐的半日断食法后，午餐又大吃一顿，也会对身体造成负担，所以午餐也应少量、从简。**

饥肠辘辘时，我们身体的消化和吸收能力都会有所提升，即便晚餐吃得晚一些，只要晚餐与睡眠之间能确保1小时左右的间隔，就可放心入睡。人们常说"睡前2～3小时内不可进食"，这是因为消化功能运作时，血液会集中在胃肠，在胃肠全力工作时，人体难以进入深度睡眠。不过，只要维持空腹状态，就可以提高人体的消化、吸收能力，空腹后再进食，只需短短1小时就能完成大部分的消化和吸收工作。

年过六十也要锻炼肌肉

我在前文曾说过，为了增加基础代谢量，需要锻炼和维持肌肉量。在维持身体健康的过程中，定期运动和避免过量进食有着同样重要的作用。

维持人体的肌肉量不仅对正值壮年的人十分重要，对那些退休后外出次数大幅减少的60岁以上人士更是意义非凡。因为肌肉流失会大大提升老年人被迫卧床的概率。

为了提高免疫力、保持身体健康，首先应该确保每天有一段空腹时间、减少一餐，也就是不吃早餐或午餐。同时，**每天出一次汗也非常关键，运动、蒸桑拿、泡热水澡、泡温泉都是能让人畅快流汗的好方法**。

年过六十后，大家在刚开始尝试运动的时候，不要勉强自己。可以先通过走路等比较轻松的运动方式，维持最基础的肌肉力量。每天走路能促进血液循环，提高健康水平。如果在此基础上，可以每隔一天做一些小负荷的阻力运动就更好了。单纯的走路，很难充分活动身体。**阻力运动可以刺激肌肉，更有助于维持人体的肌肉量。**

阻力运动是一种以刺激肌肉和增加肌肉量为目的的运动。走路和慢跑是有氧运动，在运动过程中，身体需要进行有氧代谢，并且一般需要花一段时间来进行。阻力运动是无氧运动，需要在短时间内使身体进行无氧代谢。典型的阻力运动有哑铃运动、肌肉拉伸、腹肌运动、俯卧撑等，这些都是会对肌肉产生一定负荷的运动。

如前文说过的那样，增加肌肉量能增加人体消耗的热量。这是因为肌肉量提升后，基础代谢也会随之提升，这样在进行有氧运动时，消耗的热量也会更多。增加肌肉可以塑造出能高效燃烧多余脂肪的身体。

不过即便想尝试哑铃运动，也不要过分勉强自己，可以选择适合自己、重量适中的哑铃。做俯卧撑也是如此，不要在运动之初设定太高的目标，从能轻松完成的次数开始会更容易坚持下去。

生于1920年的日本女演员森光子女士于2012年去世，

享年92岁，据说她生前每天都会做150次深蹲，所以活跃在舞台上很多年。生于1922年，活到99岁的濑户内寂听女士生前在走遍日本进行演讲的同时，也保持着每天做400次原地抬大腿运动的习惯。

这类锻炼不仅能延缓衰老，还能让肌肉更加发达。事实上，人类肌肉的发育可以一直持续到90岁。以前的科学家认为肌肉细胞的数量不会发生变化，肌肉发达只是肌肉细胞的体积增大而已。然而，近年的研究发现，在肌肉细胞旁边还有一种滤泡旁细胞，这种细胞会不断生成新的肌肉细胞。

在进行肌肉力量训练时也需要注意，如果锻炼的负荷较轻，第二天没有感受到肌肉疲劳，就可以每天进行锻炼。如果锻炼有一定负荷，第二天感到肌肉疲劳，则应该休息一天。不过只要等到肌肉疲劳恢复，肌肉的力量水平就能更上一层楼。

当然，运动对于年轻人也同样重要，<u>只要过了35岁，就应该开始有意识地锻炼身体，养成定期运动的好习惯</u>。近年来，健身房、瑜伽馆等运动场所大大普及，不妨好好地加以利用。

饮酒不超过360mL

先前说过，只要不吃早餐，晚餐就能自由地美餐一顿。那么晚餐时，酒类的摄入量又该如何控制呢？

一般来说，<u>酒类的摄入量要根据酒精度来决定。若喝日本清酒，应控制在360mL，啤酒可以喝2大瓶，兑热水的烧酒可以喝3到4杯，兑冷水的双份威士忌3杯，葡萄酒3杯左右</u>。只要将饮酒量控制在这个范围内，爱酒人士就算每天都饮酒也没有什么大问题。当然，每个人对酒精的耐受程度不同，以上标准是以一般人的平均酒量为参考的。如果晚上喝上述分量的酒后，第二天出现了宿醉，那么不论多么爱喝酒，也要适当减量。顺便一提，我晚上的饮酒量倒是会超过这个标准。

在饮酒方面，还有一个关键因素，即白天的活动程度也会对身体可以接受的饮酒量产生一定影响。如果在白天从事体力劳动，或是像我一样，平时经常锻炼肌肉，那就可以稍稍多摄入一些酒精。这是因为肌肉是在身体代谢中消耗能量能力最强的组织，白天的活动量大会锻炼到肌肉，晚上摄入的酒精就可以作为能量被肌肉快速代谢掉。相反，平时久坐办公又缺乏日常运动的人，肌肉量相对较少，酒精的消化速度也比较慢。所以我才一再强调，日常多多运动、增加肌肉量至关重要。

少吃一两餐，晚餐就可以自由享受美食

读到这里，想必大家已经了解到，一旦被确诊代谢综合征，就不能再保持一日三餐都吃过量的状态了，否则更难治愈。目前，大多数医生和营养师都主张"一日三餐要吃好"，但是如果采取这个方式，就必须严格限制每一餐的摄入量，不然很难减轻体重。

我在前文中也解释过，**从开始进餐到饱腹中枢获得满足感之间存在时间差，因此很容易一不小心就吃多了**。所以，**最好的控制方法还是少吃一两餐**。

现代社会被大量的美食信息覆盖，我们面对诸多美食诱惑常会这也想吃、那也想吃。然而，一日三餐都吃自己喜爱的、美味的食物，从时间上和经济上来看，都是不现实的。就算真的这么做了，时间久了，喜欢的食物也会逐

渐变得索然无味，而我们自己也会因为这样填鸭式的饮食习惯迅速发胖。

但是当我们将一日三餐改成一日两餐或一餐，并且在这一餐时自由地享用自己喜爱的美食，与家人或意气相投的朋友一起品尝佳肴、共饮美酒时，我们就会觉得这一餐尤其美味和满足。而且，**不论是每天只吃晚餐的方式，还是午餐只吃一些轻食、晚餐自由吃喝的方式，都比三餐顿顿吃更能减少单日的总摄入热量。**

一想到晚餐可以自由地享受美味佳肴，白天的些许空腹感也就不那么难熬了。

这样的饮食方式不仅让人不容易患上代谢综合征，同时还能帮助身体远离其他疾病、保持健康，甚至可以帮助患有慢性疾病的人治疗顽疾（后文会详细说明）。

在本章的最后，我将为大家介绍一个通过不吃早餐的半日断食法，最终治愈代谢综合征的真实案例。

利用半日断食法成功治愈代谢综合征

在贸易公司工作的Z先生（45岁）大学时代是网球队的队员，那时的他身高172cm，体重65kg，拥有一身结实的肌肉。毕业参加工作后，Z先生自然无法像大学时那样经常进行大量的运动和训练，但他在日常饮食方面却一直保持着学生时代的习惯。

因此，Z先生的体重连年增加，在42岁参加体检时，他的体重已经飙升到83kg，并被诊断出高血压、高脂血症、脂肪肝、高尿酸血症、糖尿病、缺血性心脏病等。医生甚至还严肃地警告他，如果不减肥，今后很可能发展成心肌梗死或脑梗死，还有可能得癌症。其实，Z先生患上的就是典型的代谢综合征。

在那之后，Z先生开始努力减肥。他会在周末去家附近的健身房健身，充分活动身体，再去桑拿房排汗，神清气爽地回家。然而这样做反而让他胃口大开，不仅吃得更多，酒量也见长，体重却没有下降。虽然努力锻炼了3个月，但健康状况非但没有得到改善，还会在上午倦怠乏力、毫无干劲，最后出现了抑郁症的早期征兆。

就在这时，Z先生听说自己的大学好友尝试不吃早餐的半日断食法，成功减重10kg，身体的诸多不适症状也消失了。

实际上，Z先生早上也经常没什么食欲，可他的妻子是一位营养师，主张"绝对不能不吃早餐"。所以Z先生总是强迫自己勉强吃下早餐。这一次，他打电话向好友咨询了半日断食法，并将原本的早餐换成了2杯加了蜂蜜的生姜红茶。

Z先生本以为这样调整早餐后，自己整个上午都会非常饿，但没想到他非但没有出现太多空腹感，上午小便的次数和排尿量反而有所增加，就连大便量也增加了。整个上午，Z先生都神清气爽，工作得心应手，对午餐的期待感也大大提高，午餐吃得心满意足。晚上即便去应酬，也觉得饭菜更香、酒更好喝了，再没出现醉酒的不适感。

自从开始不吃早餐后，Z先生第一周就成功减重1kg，4周减重4kg，3个月共减重8kg，之前体检的高血压和高脂血症等各项检查异常值也基本恢复了正常。

看到这样的结果，Z先生的主治医师不禁问他："这么短的时间，你是怎么减掉这么多体重，还让身心都恢复健康的？"Z先生介绍了自己"不吃早饭"的饮食方法，结果主治医师的表情十分复杂。想来也是，因为医生一般都会对患者说"早饭吃好是健康的前提"。

Z先生又一次向我们证明了，不吃早餐的半日断食法可以巧妙地发挥人体自身的空腹力，不仅轻松易行，更是成效斐然。

第 2 章

血液不净是
万病之源

炎症、发热是人体处理代谢废物的结果

我成为医生后，在研究所里主要研究"食物与运动会使白细胞的免疫力发生何种变化"的课题，并前往瑞士的贝纳医院进行了为期半年的自然疗法学习，又去莫斯科考察过尼古拉耶夫教授负责的断食医院等机构。这之后，我开始学习中医学。

通过一系列的学习，我最终认定，**所有疾病都是由中医学里主张的"血液不净"引发的**，这一理论也得到了实践的验证。于是我开始向自己的患者解释这一理论，并引导他们改善自己的生活习惯，结果发现，那些被认为是不治之症的癌症和溃疡性大肠炎等疑难杂症都逐渐好转。后来，在患者们的口口相传之下，有大量新患者慕名来到我的诊所，最新的预约已经排到了三年后。

其实西医的治疗重点并不在消除致病原因，而是着眼于消除症状。所以西医主张病菌是健康的敌人，认为肺炎、膀胱炎、胆囊炎、脑膜炎等各类炎症性疾病是由病菌感染造成的。因此研制出可以杀灭病菌的抗生素，当病菌对某种抗生素产生耐药性后，研究人员再继续研究和开发其他的抗生素。但是我们难以预料未来是否会出现任何抗生素都难以杀灭的耐药菌，比如，目前很难治愈的肺炎和脑膜炎已经逐渐成为我们不得不面对的问题。

病菌喜欢在不干净的地方生长，他们的主要工作是分解地球上不需要的物质、遗骸、代谢物等，再让它们回归尘土。换到人体来说，**病菌之所以能引发扁桃体炎、肺炎、支气管炎等炎症，就是因为体内积聚了大量代谢废物，使体内环境不再干净**。因此，造成炎症的罪魁祸首其实是血液不净。

我的一位女性患者在我的建议下养成了半日断食的生活习惯，最终治愈了自己的疾病。病愈后的某一天，她一日三餐顿顿不落的丈夫患上了感冒，不仅咳嗽、流鼻涕，还头痛、发热，苦不堪言。可她每天与丈夫睡在同一间卧室，却没有被传染。她的丈夫也对此感到疑惑，还问她：

"你怎么没有被我传染呢？"

正如这位女士一样，如果血液足够干净，体内也没有积聚过多代谢废物，致病菌就很难侵袭我们的身体。

炎症其实是体内的代谢废物正在燃烧的状态，燃烧产生热量，所以一般炎症都伴随着发热。一旦开始发热，大部分人就会丧失食欲，这是人体为了中断过量进食产生的反应。而过量进食正是造成血液不净的最大原因。

炎症也可以认为是人体正在借助病原体的力量处理体内积聚的代谢废物。此时，如果强迫患者进食往往会导致呕吐，这是人体为防止血液进一步遭受污染所引发的反应。因此，没有食欲时就不要勉强自己吃东西。通常，西医在应对这种情况时，会为患者开具退烧药或抗生素。这是因为西医的理论中没有疾病源自血液不净的观念，治疗方式主要是围绕抑制症状展开，但往往会造成病程延长。

中医针对感冒会开具葛根汤等中药方剂，配方主要以能温暖身体的中草药为主。患者服用后，体温会在30分钟内上升，体力较好的人甚至可能发热到40℃左右，身体同时大量出汗。这期间，患者只需注意冷却头部、补充水分，并及时更换被汗水浸湿的睡衣即可。热度一般会在24

小时内消退，体温下降后，患者会感到如同运动后出了一身大汗一样全身舒畅。

　　但是如果患者在24小时后仍高烧不退，则需要尽快去医院就诊，因为这种情况可能说明患者不是单纯的感冒或流感。在中医看来，感冒或流感是人体为了排出血液中的代谢废物和"水毒"所引发的反应。只是现代人往往对发热有比较强烈的恐惧感，总希望可以尽快退烧。

血液不净导致身体不适

中医在2 000多年前便提出了"万病皆由血污所致"的理论。到了医疗水平高度发展的今天，仍然有许多疾病尚未找到明确的病因，面对这样的情况，中医学主张"这些症状不一的疾病可能都源自相同病因"，这一理论至今备受争议。

不过我们不难发现，人类生病时，身体确实会排泄出各种代谢废物，所以中医的理论或许更接近真相。在中医理论中，人体会因为血液不净出现各种反应，而这些反应正是身体为了净化血液和清除血液里的杂质而引发的。因此，中医治疗的重点主要在消除血液中的代谢废物，并达到净化血液的目的。

西医的理论中并没有血液不净的概念，因此将发热、炎症、呕吐、癌症等都视作疾病，主要采用药物抑制、手术切除、放射治疗等手段，来消除身体产生的症状。这种治疗方式通常花销较大，日本每年消耗的医疗费用达到40万亿日元，占全年政府预算的1/3以上。即便如此，各类疾病依旧层出不穷。

中医认为，"食成血，血成肉"，就是说食物经肠胃消化吸收后，会转为蛋白质、脂肪、糖、维生素、矿物质这五大营养素，并被血液吸收。

血液中除了有上述营养物质之外，还含有水、从肺部吸收到的氧气、内分泌器官分泌的激素，以及骨髓生成的红细胞、白细胞、血小板等。**血液携带大量有效成分流经全身各处，为各个器官组织提供养分、水和氧气等物质，滋养全身的器官**。与此同时，血液再在各个器官内部回收代谢废物，转化为尿液从肾脏排出，转化为废气从肺部排出（吐气）。

因此，可想而知，如果血液长期处于不净的状态，就会引发体内各个器官的不适，进而导致疾病。

血液不净的第一大诱因——动物性蛋白摄入过量

造成血液不净的最大原因就是过食。我在第1章中已经解释过，过量进食后，大量血液会长时间集中在胃肠进行消化吸收工作，使流经大肠、肾脏等器官的血液相应减少，导致排泄机能下降，代谢废物因而在体内大量堆积。

在我们摄入的食物中，最为有害的是过量摄入的动物性蛋白。如前文所述，动物性蛋白在人们整体饮食构成中原本只需占10%就足够了。

然而，现在很多年轻人的日常饮食逐渐欧美化，大米等谷物的摄入越来越少，动物性蛋白的摄入越来越多。肉类、鸡蛋、牛奶、黄油等都是欧美饮食中最具代表性的食物，它们不含膳食纤维，摄入后容易诱发便秘，造成肠道中的有害菌不断增殖。这些有害菌会以动物性蛋白为原料，产生胺、氨、粪臭素、吲哚等有害物质。血液吸收这类物质便会遭到污染。此外，**过量摄入动物性蛋白时，血液中的尿酸可能增加，进而诱发痛风、动脉硬化、肾功能受损等疾病。**

我在前文提到过，从我们的牙齿结构可以推测出，人类更偏向于草食动物，只要确保足量的植物性蛋白摄入，即使完全不摄入动物性蛋白也能保持身体健康。若你实在偏爱动物性蛋白，可以将摄入量控制在每天100g以内，这样就能有效避免出现健康问题。我虽然不会禁止患者吃牛肉、猪肉、鸡肉，但还是会建议他们多通过水产品来补充动物性蛋白。

烹饪水产品时，其中析出的鱼类脂肪（EPA、DHA等不饱和脂肪酸）即便在比人体体温更低的室温下，也与植物油一样呈液态。但动物性脂肪（饱和脂肪酸）在比体温低的环境下不会融化，而会形成白色块状，人体不具备完全消化这类脂肪的能力，所以它们会长时间囤积在肠道中，最终腐败，产生多种毒素。这也解释了爱大量吃肉的人为何会有严重的体臭和口臭，排泄物也更难闻。

顺便说明一下，构成脂肪的脂肪酸可以分为饱和脂肪酸和不饱和脂肪酸。肥肉、黄油等动物性脂肪中的饱和脂肪酸占比较高，常温下呈固态。过量摄入这类油脂后，肝脏会促进胆固醇的合成，使血液中的总胆固醇值上升。

不饱和脂肪酸在沙丁鱼、青花鱼等青背鱼，以及橄榄油、亚麻籽油等植物性脂肪中的含量较高，在常温下呈液态。这类脂肪酸有助于促进胆汁溶解胆固醇，可以有效降低血清总胆固醇值。因此，对于胆固醇值较高的人，我更推荐他们多吃鱼，少吃肉。

血液不净的第二大诱因——运动不足

　　血液不净的第二大原因是运动不足。人的身体中肌肉约占40%。当我们运动量不足时，肌肉无法得到充分的利用，体温会下降，脂肪等物质也因此无法顺利燃烧。这样一来，血液循环自然也就变差了。<u>血液在全身循环一周大约需要45秒，如果血液流速变慢，血液循环周期延长到60秒，各类代谢废物就非常容易囤积在体内，从而诱发各种疾病。</u>

　　<u>人体保持静止时，约25%的热量是由肌肉产生的。而在运动时，肌肉产生的热量进一步增多，达到70%。体温上升有助于促进新陈代谢，白细胞的活动也更加活跃。</u>

　　运动后，我们总是会感到身体轻快、身心舒畅，这是因为体温上升，滞留在体内的代谢废物和血液中的多余养

分被燃烧，通过呼气、排汗和排尿等排出体外。可以理解为，运动是对身体进行的大扫除，所以适度运动非常重要。

反之，当运动不足时，肌肉产生的热量减少，体温会随之下降，血液中的代谢废物本身燃烧不足，血液中多余的脂肪、胆固醇、糖等也会妨碍代谢废物的燃烧，使得这些多余的养分大量滞留在血液中，血液的黏稠度增加，也就是我们一直在说的血液不净。

当血液不净、代谢废物又囤积在体内，身体的各处就会出现不适，情绪也会变得低沉。如此一来，我们就会陷入恶性循环之中——越是不想运动，代谢废物积聚得就越多，血液不净会进一步加剧，这也正是罹患各种慢性病的开端。

更糟糕的是，缺乏运动会使肌肉逐渐萎缩。**人体的肌肉约有70%位于下半身**。然而，现代生活带来了便捷的同时，也减少了人们出门走路的机会，这容易使臀部和大腿等下半身肌肉渐渐萎缩，加剧身体代谢能力下降、体温降低。同时营养过剩又让人发胖，人们就更懒得走路了，肌肉进一步减少，让我们陷入越来越胖的境地。即使是苗条的人，也会出现运动机能低下的问题，最终不得不依靠拐杖才能走路。

现代人久坐的工作习惯，很容易造成运动不足的问题。过量进食让人们的体重持续上升，变得越发不爱活动，运动不足又进一步导致肌肉萎缩。这样的恶性循环使血液不净日益加剧。

血液不净的第三大诱因——压力

血液不净的第三大原因是压力。人在承受精神压力时，肾上腺会分泌肾上腺素、皮质醇等激素，从而保护身体，确保正常的生理功能。然而，如果长期处于这样的状态下，血压会开始上升，血管也会变细，使血液流通不畅，白细胞中的淋巴细胞被溶解，最终造成免疫力低下。

说得再具体一点，就是当我们感到压力时，下丘脑会生成促肾上腺皮质激素释放激素，作用于垂体，使垂体部位分泌出促肾上腺皮质激素，而这种激素又会刺激肾上腺分泌皮质醇。皮质醇是一种可以促进葡萄糖等物质生成的激素，一旦分泌过多，血压就会随之上升。

不仅如此，大量皮质醇会使淋巴细胞凋亡，它能降低NK细胞（自然杀伤细胞）的作用，而NK细胞具有攻击癌细胞等体内异物的功能。此外，感受到压力时，脑垂体也会促使肾上腺髓质分泌肾上腺素，肾上腺素能升高血压，并促进发汗。

因此，**当我们在承受巨大压力的状态下，血液中的胆固醇、甘油三酯、糖、红细胞和血小板等都会增多，血液的黏稠度变大，容易凝结**。血液循环随之变差，体温下降，新陈代谢减缓。结果又造成越来越多的代谢废物滞留在体内，血液不净更加严重。

人体应对压力的这种反应，原本是在我们遭遇危险或紧急情况时的自然反应。比如在狩猎时代，一旦遭遇猛兽或外敌袭击时，人会感到压力猛增，血压瞬间上升，以此才能爆发出惊人的力量，帮助人类随时应对危险。不仅如此，在这种状态下，血液变得容易凝固，被猛兽咬伤后，才更容易止血，这对于远古人类来说是有很大益处的。

但是如果长期承受巨大的压力，无疑会对身体造成损害，也让我们更容易生病。

现代人的压力大多来自职场、家庭和各种人际关系，这些都不是会感受到生命威胁的短时压力，而是始终伴随在我们身边的长期压力。所以现代人才更容易因压力而导致血液不净，最后使我们的身体受到伤害。

不仅如此，总被令人不愉快的事情围绕，我们会越来越抑郁。虽然运动或感受快乐和幸福时体温会升高，但持续面对悲伤、不安时，压力也会累积，最终让我们陷入抑郁、愤怒、憎恨等负面情绪中。如此一来，身体会变僵硬，体温随之降低。实际上，患有抑郁症的人，体温大都偏低。体温降低后，代谢水平也会下降，并让血液不净愈演愈烈。

如前所述，身体活动减少后，肌肉量会减少，基础代谢进而下降，人也更容易发胖。如果此时又承受着较大压力，人们往往会倾向于通过大吃大喝来缓解压力，压力型肥胖由此形成。最终引发的结果就是我们忍耐饥饿的空腹力也遭到了严重削弱。

缓解压力的关键是转变心态

在我的断食疗养所附近的热海①，有一位名为盐谷信男的传奇医生，盐谷医生毕业于东京大学医学专业，之后自立门户开设医院，直到1986年，84岁的盐谷医生才关闭医院，至此他从医整整55年之久。2008年，他安详离世，享年105岁。

盐谷医生出版了许多著作，其中有一本书名为《百岁的我想对大家说的话》。在这本书中，盐谷医生将自己的人生经验总结为"应时时保持乐观进取的心态，不要抱怨，

---

① 位于日本静冈县东部，伊豆半岛的北部。此市因温泉而出名，也是东京圈重要的观光都市。

怀着感恩之心，只要一心认定诸事顺遂，就能心想事成"。事实上，盐谷医生一直决意要活到一百岁。直到离世前，他都健康积极地生活着。

正如盐谷医生所说，实际上有很多癌症晚期患者虽然被医生宣告无法医治，但仍时时怀有感恩之心，最后竟真的从疾病的阴影中走了出来。在我们的身体中，正常细胞会因故转变为异常细胞，然后才会发展为癌细胞。如果身体健康，我们的免疫力就有足够的能力自行消灭癌细胞，将其修复成正常细胞。然而，当人承受了巨大的压力，包括NK细胞在内的白细胞的免疫力会下降，这才使癌细胞未能被及时清除。

正因如此，如何巧妙地排解压力对我们来说才至关重要。想更好地应对压力，最好的方法就是遵循盐谷医生的教诲，时时心怀感恩，乐观进取地面对人生。换句话说，**我们的心态会对身体产生巨大的影响。**

英国的国王学院附属医院曾做过一个调查，研究人员询问了69位乳腺癌患者一个同样的问题："现在的你对未来有什么打算？"有一半的患者回答"我已经没救了"，而另一半则回答"不论如何我都要把病治好"。之后的5年，研究人员对这些受验人员进行了跟踪调查。当时回答"一定要把病治好"的人在这5年里，有人尝试冥想，有人采取了胡萝卜苹果汁食疗法，做了各种各样有益身体的尝试。而回答"我已经没救了"的人则没有主动做任何尝试。

结果，认为"已经没救了"的患者，在5年后约有80%已经去世。而做了各种尝试去战胜病魔的人，有90%还健在。可见，心态的好坏确实对病情的发展产生了巨大的影响。所以不要总抱着"已经上年纪了""得了癌症只能等死"等悲观的想法，应该积极地鼓励自己，"尝试用空腹力治病""一直健康地享受生活"，时刻保持乐观，身体就可以自然地向着我们所希望的方向逐渐好转。

血液不净的第四大诱因——体寒

血液不净的第四大原因是体寒。在距今2 000年前，成书于中国后汉时期的中医著作《伤寒论》中就对"寒气"有所论述，认为"万病从寒起"。其中记载的第一个方剂是桂枝汤，这是由桂枝、白芍、大枣和生姜等配制而成的感冒药。在桂枝汤的基础上加入麻黄、葛根等中药就制成了葛根汤。葛根汤比桂枝汤的发汗效果更强。服用葛根汤后，患者会很快出汗，这对身体十分有益。

反之，身体遇寒后，血液循环不畅，体内细胞的代谢水平随之下降，妨碍代谢废物以及多余养分的充分燃烧，血液因此变得不净，并诱发诸多疾病。

此外，身体寒冷时，白细胞的功能会减弱，造成免疫力下降，成为引发诸多疾病的导火索。**体温每下降1℃，**

代谢会减弱12%，免疫力会下降约30%。但是只要体温上升，免疫力就能相应提高。所以，"体寒"会给生命活动和身体健康带来很多负面影响。

通常死亡率最高的时间段正是人体体温最低的时候。在一天之中，人体体温最低的时间段是凌晨3点到5点，这时哮喘和冠状动脉粥样硬化性心脏病最容易发作，溃疡性大肠炎也更容易引发剧烈的腹痛。

葛根汤不仅能治疗感冒，对腹泻、皮疹、抑郁症等都有一定疗效。主要就是因为葛根汤能提高体温，增强人体的免疫力。

顺带一提，每当大众提及吸烟的危害时，最常被说到的就是香烟中的尼古丁与致癌的关系，但在我看来，仅凭它会让血管收缩、令血液循环不畅、导致体温下降这一点就能证明它对身体健康是绝对有害的。不仅如此，吸烟产生的烟雾中还含有一氧化碳。这种成分比氧气更容易和血液中的血红蛋白结合，进而降低身体里的血氧量。吸烟时，毛细血管会处于慢性的紧张状态。这种紧张会慢慢扩散到全身，让血液难以输送到身体的各个角落。如此一来，全身各处的细胞会陷入慢性营养不良，体温随之下降。这就是长期吸烟者大多体温低于常人的原因。

对于饮食和体温的关系，有些断食疗法书会提到"断食期间体温会下降"。但根据我从我的断食疗养所中收集到的几百位断食者的数据来看，**在为期一周的断食中，体温会平均升高0.3~0.5℃**。这是因为进食后细胞利用的是肠胃消化吸收食物所产生的热量，而断食后身体可以直接燃烧体内的代谢废物以及血液中的剩余养分，细胞利用这种燃烧所产生的热量效率更高。

因此，保持空腹可以有效提高体温。

血液不净的第五大诱因——外界的有毒物质

现代社会还有一个必须提到的会引发血液不净的原因，那就是环境污染，以及食品添加剂、化学调味品和药品等，这些东西会通过呼吸和饮食进入我们的身体。<u>**当我们的身体感知到具有一定毒性的物质侵入体内时，会大量分泌胃液、肠液和胰腺液等消化液来稀释有毒物质，并通过呕吐、腹泻等方式将它们排出体外**</u>，避免身体直接吸收这些有毒物质而造成损伤。因此，如果在这种情况下，吃药抑制排泄的症状可能反而适得其反，不利于健康。

在排泄反应比较严重时，必须要充分补水以防身体脱水。这时如果服用可以止吐止泻的药物，其实是在阻止有毒物质排出体外，有害物质则会继续残留在体内，迫使身体不得不采取升级手段去对付它们，于是就引发了肺炎、支气管炎、膀胱炎等炎症类疾病，这些疾病的症状就是体内毒素正在燃烧的表现。

另外，还有一些毒性比较轻微的有毒物质，比如附着在瓜果蔬菜上的农药残留、食物中的化学添加剂等物质，以及药品、因过量进食而在肠道中产生的有毒物质等，这些不具有强烈毒性的有害物质，反而可以巧妙地骗过肠胃的监控，进入血液中。

这时，血液中的白细胞会迅速做出反应，检测出有毒物质的位置，然后引发过敏反应，试图将有害物质通过皮肤排出体外，呈现在身体上的症状就是湿疹和荨麻疹等。所以可以认为，**起疹子也是人体在排泄毒素和代谢废物的自然反应**。

我在医学院读书时，一位快退休的老教授在皮肤科的课程上曾问过我们一个问题："你们知道皮肤科的'三不'是什么吗？"看我们面面相觑、不明就里的样子，老教授微微一笑解释道："'三不'就是'查不出、治不好、死不了'。"其实教授是在调侃皮肤病大多"不容易搞清楚病因，所以难以治疗，但是也不会致命"。由于西医中并没有

"血液不净"的概念，认为皮肤病就是单纯在皮肤上发生的疾病，所以才有了"三不"的结论。西医一般会运用类固醇类药物或抗组胺类药物去治疗皮肤病，以消除皮肤表面的症状，这类皮肤病在停药后会时常复发，药物的副作用也有可能诱发其他疾病。

中医主要将皮肤病认定为体内的污垢通过皮肤向体外排泄的状态，所以治疗过程中一般不会阻止这一过程，常利用葛根汤等中药促进身体发汗，帮助毒素更快地排出体外。

从这个观点上思考，根治皮肤病最好的办法依然是净化血液。

是药三分毒

　　我在上一篇说过，药品也是会污染血液的有毒物质。药品的服用说明书中，一定会注明LD50，即半数致死量。这一数值的测算方法是对100只实验小鼠喂食受验药品，并逐渐增大剂量，直到药量让50只小鼠死亡（致死率50%），就得出了LD50的剂量。若换算成人类的体重，就可以得知这款药品对人的致死量。不论是感冒药还是止咳药，都有LD50这个剂量数值。

　　曾经有一位来我医院看病的患者，因同时服用4种哮喘药，导致他患上了糖尿病，因此又不得不服用另外3种治疗糖尿病的药，最后，为了治疗一系列并发症，这位患者每天需要服用10多种药。如此一来，他的肝脏和肾脏功能不可能不出问题，因为"是药三分毒"。如果持续服用毒物，即便它的毒性再轻微，也会给身体带来严重后果。

但是这并不代表现在就必须将目前正在服用的所有药品全部停掉，这也是十分危险的行为。我们应该循序渐进，实践正确的保健方法，当发现自己的体质正在慢慢得到改善时，再逐渐减少需要服用的药品。很多人在恢复健康之后，会觉得服药很麻烦，有时候干脆忘记要吃药。等到了那个时候，才算是成功的"停药"。发展到这一步也说明你距离完全恢复健康只差一步之遥。

顺带一提，2020年日本国内医药品市场总体规模约为10.3万亿日元（约合5 600亿人民币）。这一金额反映出，在日本日常服用药品的人口十分庞大。

排出不干净的血才能获得健康

日本东北地区的农户们，自古以来就会在过度体力劳动达到疲劳顶峰时，使用水蛭吸血来帮助消除疲劳。这是依据古人经验总结出的"土办法"，用吸血改善疲劳引发的血液不净。或许你会觉得"现在怎么还会用这么原始的做法"，但其实古代欧洲也流传着类似的疗法。可见不论东方，还是西方，这种通过排出一定血液来治疗疾病的"放血疗法"早已存在。

为了传播基督教远赴日本的圣方济各·沙勿略，1541年从葡萄牙的里斯本起航，第二年5月在印度的果阿邦靠岸。这13个月的航行导致40位船员不幸去世。相传，沙勿略自己也曾9次患上致命的疾病，每当危急时刻，船医都会为他放血，才多次把他从死亡的边缘拉了回来，当时的记录至今仍保存着。

2001年，我曾到德国的慕尼黑市立医院考察。这家医院设有"自然疗法科"，为类风湿和癌症患者提供水蛭吸血的治疗。另外，针对肩颈僵硬严重的患者，医生会用针刺患处，出血后将血液吸出。在浓稠的黑色血液被吸出后，患者肩颈的僵硬和疼痛就会一扫而空。可见，"不净的血液"其实很容易被排出体外。

在中医看来，癌症是不净的血液凝结引起的，其实也是人体净化体内污染的一种方式。癌症具有代表性的症状之一就是出血，如肺癌的咳血、胃癌的吐血、大肠癌的便血、子宫内膜癌的不规则出血等。如果说癌症的出血是人体正在排出体内不好的血，并尽可能延长生命的一种反应，或许很多症状就说得通了。

同理，溃疡的出血现象也是身体净化血液、治疗和自我保护的正常反应。

通常情况下，女性的寿命要比男性更长也可以佐证"排出不好的血有益健康"的理论。日本男性的平均寿命约为80岁，女性则约为87岁。这7岁差距的秘密就在女性的月经之中。

女性从初潮到绝经要经历35～40年。若以每年13次月经，每次持续5天来计算，就相当于2 275～2 600天，即6.2～7.1年，恰好与男女平均寿命的差距接近。换句话说，女性生理期的总天数正是女性寿命长出的天数。女性的这种生理反应正是一种自然的放血疗法。因此，广大男性读者不妨尝试去献血。

疾病是身体清除"不净血液"的反应

说到这里，想必大家已经了解，给人们带来诸多痛苦的各类疾病，其实都是身体为了清除不净血液产生的反应。西医中，有成百上千种不同的病名，它们看似毫无关联，却可能都属于同一个症状。

接下来，我会以一些疾病为例，具体说明血液不净引发这些疾病的原理。

· 痛风

当体内积聚了过多的代谢废物和过剩养分，或有毒素入侵时，年轻人的身体大多会通过腹泻、呕吐、皮疹、炎症等较为激烈的排泄反应，或者通过发热等方式快速将这些物质排出体外。可随着年龄的增长，人的体力逐渐衰弱，这类排泄反应的强度也随之减弱，导致代谢废物囤积在血液和细胞中，很难被排出。另外，服用药物抑制排泄反应，也会导致这样的结果。

喜欢过量吃肉的人，若又连日痛饮啤酒，其血液中的尿酸便会越积越多，引起血液循环不畅，进而阻碍肾功能的运行。此时，人体为了确保血液能够顺利流通，会让尿酸沉积在大脚趾上，由此形成了痛风。

· 糖尿病

西医认为，糖尿病是胰岛B细胞分泌的胰岛素不足引起的。这当然是正确的结论，然而在我观察了许多糖尿病患者后发现，糖尿病患者尤一例外，都存在上半身比下半身更胖的现象。这种现象说明，糖尿病患者因为很少运动，下半身肌肉已经开始萎缩。

人体有40%以上的热量是由肌肉消耗糖产生的，而身体70%的肌肉又都分布在下半身。臀部和大腿肌肉减少，意味着糖的消耗量也会减少。身体中无法被消耗掉的糖就成为诱发糖尿病的元凶。

平时不从事体力劳动又不常运动的人，若经常过食，会造成血液中过剩的营养物质囤积在体内。

因此，在糖尿病的预防和治疗中，为了净化血液，首先应控制欧美化高营养的饮食习惯，采取少食的生活方式。在此基础上充分运动，加强下半身肌肉的锻炼，借以更有效地消耗糖分。

· 高脂血症

过量进食会造成营养过剩，尤其当过量摄入动物性食品，又缺乏运动的时候，胆固醇和甘油三酯就一定会囤积在血液中，造成过剩的问题，从而引发高脂血症。

· 动脉粥样硬化

患上高脂血症后，血液的黏稠度会进一步增加，血液循环不能顺畅进行。此时身体会为了促进血液循环，降低血液黏稠度，将多余的脂肪沉积在血管壁上，形成动脉粥样硬化。

· 高血压

动脉粥样硬化会使血管腔径变窄，导致血液流通更加不顺畅。身体为了让更多的血液能够流回心脏，不得不给血液施加更大的压力，努力将血液输送回去，便引发了高血压。西医在高血压的防治中会限制盐分的摄入。这是因为过量摄入的盐分进入血液后，会从周围的细胞中吸收大量水分，使血液总量增加。参与循环的血液量增加后，心脏会用更大的压力努力泵出血液。限制盐分的摄入适用于喜欢大量吃动物性食物的人防治高血压。

但是**我提倡的饮食习惯，是摄入60%的谷物、30%的蔬菜和10%的动物性食物，并且进食时细嚼慢咽，实践这种饮食方法的人不适合减盐**。

我主张的饮食方法中，谷物和蔬果等植物性食物的占比高达90%，为了中和这些食物中的钾，需要补充一定的盐分。由于饮食中的盐分和钾结合，所以不会大量残留在血液中，也不会引发高血压。

事实上，草食动物很喜欢舔舐盐块，而肉食动物则对盐毫无兴趣，这一现象也能帮助大家理解我倡导的饮食方式与减盐之间的关系。不过，吃盐也有讲究。"精制盐"绝对不能吃，我推荐大家摄入富含矿物质的"天然盐"。

中医认为，下半身肌肉的衰弱也是高血压的诱因之一。适度运动或者从事体力劳动有助于清除体内的多余养分、燃烧代谢废物，达到净化血液的效果，从而消除各种疾病的诱因。

肌肉经过锻炼后体积会增大，毛细血管也随之增多，只要下半身的肌肉发达，全身的血液循环就能变得通畅。因此，充分活动肌肉，促进血液循环，就能减轻心脏的负担。

如果下半身肌肉萎缩，血液就不得不集中在上半身。尤其当下半身的肌肉量减少时，常常会造成整个身体的活动水平不足，体温降低，使人陷入"头热脚寒"的危险状态。同时，由于血液主要集中在上半身，所以更容易产生血栓，造成脑梗死或心肌梗死。

肌肉减少还会增加心脏的负担，体温降低又增加了多种疾病的发病风险。健康的基本状态应是"头凉脚暖"。因此，锻炼腰腿、增加下半身的肌肉量尤为重要。

· 心绞痛

心脏中的冠状动脉负责为心肌提供养分，当冠状动脉管腔变窄，心脏无法获得足量的营养和氧气时会产生剧痛，这就是心绞痛。

·血栓

当血管管腔变窄到某个极限程度时，为了保持血液流通，人体会将血液中的杂质聚集在某一处，以改善整体的血液循环。换句话说，人体为了让黏稠度较高、循环不畅的血液再次顺畅地流动起来，将血液中的有害成分集中到一处，这一集合体就是血栓。

·心肌梗死

血栓将冠状动脉完全堵塞后，流入心脏的血液量会骤减，进而造成心肌坏死。心肌活动所需的营养成分无法送入，只能滞留原地，引发剧烈的胸痛。严重时，心脏会停止搏动。

·肌肉僵硬与脑梗死、心肌梗死的关系

中医一直十分关注肌肉僵硬的问题。这是因为肌肉僵硬就代表了身体里血流不畅、血液不净。

中医尤其认为肩颈僵硬十分危险，因为肩颈僵硬是心肌梗死的危险信号之一。含有大量代谢废物的血液会形成瘀血，引发肌肉僵硬。肩颈肌肉僵硬时，其中的血管也会

逐渐僵硬，导致全身血液流通严重受阻，使供给脑部的血量大幅减少。头痛就是这种情况下身体发出的信号。

脑细胞遭遇供氧不足或糖分不足时会快速死亡，同时大脑会发出加强心脏功能的指令，促使更多的血液流向大脑。如此一来，心脏无法承受巨大的压力，最终诱发心肌梗死或脑梗死。

· 胆结石

胆汁中胆固醇的含量过多时，胆汁的黏稠度增加，流动性减弱。此时人体为了增加胆汁流动性，会将胆固醇凝结并变硬，就形成了胆结石。

· 尿路结石

血液中含有过剩的尿酸、硫酸钙等代谢废物时，它们在尿液中的排泄量也会增加。最终凝结形成"尿路结石"。这也是人体为了确保排尿通畅的应对措施。

· 出血

出血具有排出坏血、净化血液的作用。鼻血、牙龈出血、痔疮出血、女性的生殖器出血、脑溢血等均具有这一效果。

·阿尔茨海默病

脑细胞的功能运行需要大量氧气，若供氧量低于正常水平的30%时，脑细胞便会死亡。**血液不净导致血液变得浓稠，毛细血管又因动脉粥样硬化、血栓等症状而变窄，因此黏稠度较高的血液无法顺利地将氧气输送到大脑**。无法获得充足氧气和营养物质的脑细胞不断死亡。所以中医认为，阿尔茨海默病也是血液不净导致的。

血液不净会激活癌症因子

白血病等癌症是目前现代医学中治疗难度极高、致死率也很高的疾病，其发病原因尚不明确。因此，西医很难对这类疾病进行根治，只能尽可能消除症状。中医的理论以"血液不净是万病之源"为前提，所以会在得到患者理解的基础上，帮助患者切实地改善自己的生活方式。通过这种方式，许多患者最终得以战胜病魔，重获健康。

人体由约60万亿个细胞组成。每个细胞核中的染色体携带着约60种癌症的诱发因子，同时也配备相同数量的癌症抑制因子。

癌症的产生过程大致可分为两个阶段。

首先，血液中不净的成分会损伤癌症因子，将其激活。与此同时，这些成分会继续刺激细胞膜，扰乱细胞秩序，造成细胞异常分裂和增殖，最后发生癌变。

早期发现的癌变部位中，最小的约为豆粒大小，但此时其中已产生了约10亿个癌细胞。有研究认为，癌变部位若要发展到豆粒大小，需要10～30年不等，平均约为19年。因此，癌症也可以说是一种"超慢性病"。

人体中的细胞可分为"正常细胞""介于正常与异常之间、正在癌变的细胞"和"癌细胞"三种。

以往，学界普遍认为细胞一旦开始癌变将无法逆转，开始癌变的细胞只能逐渐变坏。然而近年的研究发现，**当人体的免疫力增强时，可以触发脱离癌症现象，让癌细胞转变回正常细胞**。提高免疫力也可以理解为消除血液不净。

癌症患者通常可以选择通过手术切除癌变组织，或用放射线和抗癌药杀死癌细胞，但是如果患者在这之后依然不改变自己治疗前的不良生活习惯，那么血液仍会不断遭到污染。一些未被检测出的微小"癌变组织"可能会急速增殖。这正是西医所说的癌症的"转移"和"扩散"。

因此，合适的对症疗法虽然可以在短时内杀灭已被发现的癌细胞，可如果不改变生活方式，不设法解决血液不净，彻底消除引发癌症的根本原因，同样的症状还是会不断产生。

血液不净也会引发白血病

　　白细胞在骨髓中生长发育。直到成熟到能吞噬血液中的代谢废物和病原体，并具有杀菌作用后，这些成熟的白细胞就会被释放到血液中。白血病又叫"血癌"，是指尚不具备正常功能、未发育成熟的白细胞出现异常增殖。不成熟的白细胞没有杀菌的作用，无法阻止细菌入侵。因此白血病患者往往会因肺炎和败血症等严重感染性疾病而丧失生命。此外，骨髓大量生产不成熟的白细胞，还会妨碍红细胞、血小板等的造血功能，甚至侵占负责造血功能的组织，引发红细胞减少（贫血）、血小板减少（出血）等症状。

　　大家最熟悉的白细胞功能，是吞噬病原体和癌细胞。但它最大的作用其实是吞噬体内和血液中的代谢废物。依据中医的解释，血液不净时会含有较多有害物质和代谢废物，为了清理这些废物，骨髓会制造白细胞。但是生成的白细胞过多，他们就无法充分发育，导致还未成熟的白细胞大量进入血液中。因此，白血病与癌症一样，只要能解决血液不净，让血液恢复干净的状态，战胜病魔并非毫无胜算。

现代西医主要针对疾病造成的"结果"展开治疗，因此主要使用退烧药、抗生素以及手术等方式消除症状，却没有及时清除引发疾病的"原因"，所以容易造成疾病的复发、癌症的转移。

森下敬一博士是日本中医食疗法的权威人士，他早在50多年前就说过，"癌症是血液不净引发的全身性疾病"。同时还提出，肉类摄入过量会引发全身癌症，鸡蛋摄入过量会引发下半身癌症，乳制品摄入过量会引发上半身癌症的理论。不过，这一理论在西医体系中至今仍然颇具争议。

从这些结论中我们会发现，人体的一些症状是身体本身在净化血液、治疗疾病，现代的很多治疗手段反而抑制了人体的自然反应。

第 **3** 章

利用断食疗法
治疗疾病

癌症与食物的关系

在前一章中，我针对"血液不净"的根本原因及其会引发的疾病等内容，作了说明。本章我会以我的断食疗法为例，介绍如何净化血液，以及患者净化血液后，实际治愈了哪些疾病。

现代医学、营养学中的保健法，人多聚焦在"做加法"和"补益"方面。我们的饮食生活日益丰富，医疗水平也有了大幅提升，可是以癌症、心肌梗死为代表的各种疑难杂症却仍层出不穷。我认为主要原因就如我前文所述的，是过量进食造成的。

通过研究美国人早年的食物摄入可以发现，他们对于谷物与薯类的摄入在60年内减少了一半，而乳制品、鸡蛋、肉类的摄入量激增。虽然大家普遍认为美国人痴迷于肉类和乳制品，但在1910年前后，他们的饮食还是相对朴素的。

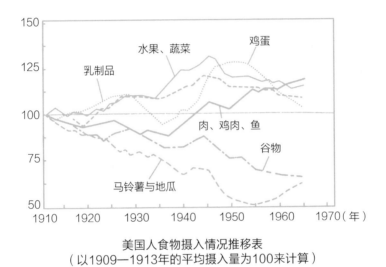

美国人食物摄入情况推移表
（以1909—1913年的平均摄入量为100来计算）

随着这种饮食方式的变化，美国人的胃癌和宫颈癌发病率下降了。然而肺癌、胰腺癌、大肠癌、乳腺癌、白血病等癌症的发病率却有所提高。尤其是肺癌，从原本每10万人中2~3人猛增至40人，发病率是原先的20倍，成为最高发的癌症。

接下来，让我们看看日本人在类似时间段里，日常饮食的变化带来了哪些差异。比较下一页图表中1950年到2007年的数据会发现，大米的摄入量同样减少了一半，薯类则下降到过去的十分之一。而鸡蛋的摄入量是57年前的约6倍，肉类是约10倍，乳制品则是过去的约18倍。

这一变化同样使胃癌与宫颈癌的发病率下降，肝癌和白血病的发病率略有上升，而胰腺癌、大肠癌、胆囊癌、肺癌、乳腺癌的发病率则接近美国的发病水平。

从这个结果来看，不论是美国人还是日本人，随着摄入谷物、薯类的减少，乳制品和肉类的增加，胃癌与宫颈癌的发病率下降了，但肺癌、大肠癌、胰腺癌、乳腺癌等的发病率均出现了上升。日本人的饮食方式逐渐欧美化之后，癌症类型和癌症的发病率也逐渐与美国趋同。

摄入的食物发生变化后，罹患癌症的种类也会随之改变。由此可以推测，食物与癌症之间存在着对应关系。1985年，纽约西奈山伊坎医学院的克洛斯教授发表了一份研究结果指出，"持续进食直到吃饱的小鼠经一定量的放射线照射后，诱发癌症的概率是100%。但对只喂食一半饲料的小鼠照射等量的放射线，癌变发生的概率却只有0.7%"。

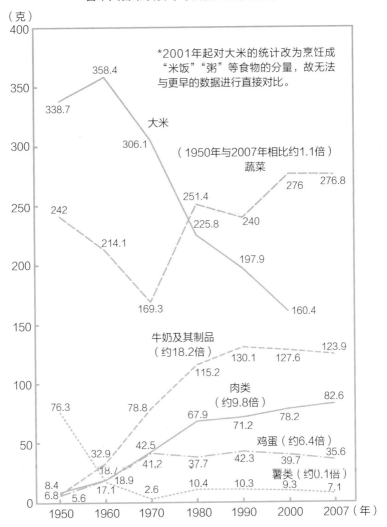

日本人日常饮食（每日摄入量）的变化

（克）

*2001年起对大米的统计改为烹饪成"米饭""粥"等食物的分量，故无法与更早的数据进行直接对比。

大米

（1950年与2007年相比约1.1倍）
蔬菜

牛奶及其制品
（约18.2倍）

肉类
（约9.8倍）

鸡蛋（约6.4倍）

薯类（约0.1倍）

338.7　358.4　306.1　251.4　225.8　240　276　276.8

242　214.1　169.3　197.9　160.4

130.1　127.6　123.9
115.2

67.9　71.2　78.2　82.6
76.3　78.8

42.5　41.2　37.7　42.3　39.7　35.6
32.9
18.7　18.9
8.4　17.1　2.6　10.4　10.3　9.3　7.1
6.8　5.6

1950　1960　1970　1980　1990　2000　2007（年）

出自：《食品成分表 2011第五版》（女子营养大学出版社）
日本厚生劳动省《国民健康营养调查》

此外，美国埃默里大学附属医院的汉斯菲尔德博士也指出，"随机选取100位平均年龄50岁、患有同等程度晚期癌症的患者，将他们分成2组。给A组50人提供医院的普通餐食，给B组50人提供高营养餐食。结果A组患者平均存活300天，而B组只有75天。"

通过这些事实与实验可以得知，<u>"少食"可以预防癌症，而过食和饱食则会诱发癌症，或导致癌症恶化</u>。

20世纪70年代美国已经发现动物性脂肪摄入过量的问题

　　其实，"减少食量和动物性脂肪的摄入有益健康"并不是最近几年才出现的主张。早在1977年，美国的参议院就曾公布过一份"麦高文报告（*The McGovern Report*）"。

　　当时的美国，癌症和心肌梗死的致死率居高不下，肥胖问题也日益加剧。为此，美国参议院在1975年设置了"国民营养问题美国参议院特别委员会"。美国的医学专家、营养学专家对全球的文献开展调研，并进行实地考察。2年后，他们将调研结果汇总并发表了一份长达5 000页的报告，其中，专家们提出以下倡议：

- 将饮食中碳水化合物的摄入量占比提高到总摄入量的 55%~60%。
- 将脂肪降低至30%。
- 摄取等量的饱和脂肪酸（动物性脂肪）和不饱和脂肪酸（鱼油、植物油）。
- 胆固醇摄入量减少到每天300mg。
- 砂糖摄入量减少40%。
- 一天所摄取的盐不超过3g。

简单来说，就是减少高热量、高脂肪的食物，如肉类、乳制品、鸡蛋等动物性食物，尽量多吃非精制的谷物、蔬菜和水果。

当年这份报告一经发表，不仅在美国，全球都受到了巨大的冲击。后来欧美开始认为"日本菜＝健康餐"，并引发了日本餐热潮，其实都与这份报告有很大的关系。

我想许多读者可能已经发现，这份报告中提倡的饮食构成比例，与我提出的方案十分接近。从报告的结果来看，美国政府当时就已经主张人们顺应"牙齿比例"安排饮食。这份报告的效果自然也是显著的，1975年之后，美国死于心肌梗死和癌症的人数持续减少。

不吃早餐曾帮助我恢复健康

在此我想聊一聊我与"断食"这种治疗方法的渊源，我对它的认知其实来源于自己的亲身经历，希望我的这段经历可以对正在忍受病痛之苦的人有所帮助。

我天生体弱多病，小时候常常发热，让父母十分担心。虽然上了初中之后我的身体状况有了很大的改观，但高中时我又被慢性腹泻困扰，为此我不仅去看过西医，也看过中医，吃过各种西药和中药，但病都不见好。尤其遇到考试或学校活动时，我很容易精神紧张，腹泻就会更加严重，以至于每次外出到了目的地后，我必须第一时间确认厕所的位置。

读大学时，我考进了医学院，接触到西医学的提倡者西胜造老师主张的"西式健康法"，也读了关于"青汁对腹泻有改善效果"的报道。于是,我开始尝试在早餐时只喝卷心菜苹果汁。没想到短短一周后,困扰了我整整4年的慢性腹泻就出现了好转。那之后,我开始对类似疗法产生兴趣。

在大二时,我读到了东京大学医学系名誉教授二木谦三博士的著作,其中提到糙米天然饮食有益身体健康。实践后我发现,短短几周,我的腹泻就痊愈了,这令我大吃一惊。这时,我才真切地认识到,**食物的摄入方式和食物本身,与身体健康之间存在着极为密切的关系。**

在不吃早餐、用"青汁"和"糙米少食疗法"恢复了身体健康后,我从大学三年级开始练习举重。在力量训练的帮助下,我很快练出了肌肉。大学毕业时,我获得了日本全九州大学生力量举重的轻量级冠军。我当时身高162cm,体重58kg,算是比较矮小的体型,却能仰卧推举110kg,杠铃深蹲150kg,这让周围的人都十分震惊。

不过,当时大众并没有像现在这样,没有人主动探究或寻求其他疗法的帮助,那时大家还是更加重视西医。因此,当时像我这样阅读自然医学的书籍,受西教授和二木博士的影响，主张"癌症与日常饮食有关"的人，被大家当成了怪人。我甚至被自己的教授叫去训话："你给其他学生造成了不良影响，千万不要再说癌症与日常饮食有关了。癌症是病毒引起的。"当年还是病毒原因学说的全盛期，所有疾病的致病原因几乎都被归咎到了病毒的头上。

不过，由于我自己是依靠自然疗法治好了以往各种治疗均没能治愈的腹泻，所以我无法简单地认可教授的话。而且，当时我又读到了森下敬一博士（毕业于东京医科大学、时任东京牙科大学生理学系副教授）发表的"癌症不是局部疾病，而是血液不净造成的全身性疾病"的观点，因此更加无法接受"病毒致癌说"了。

我与自然疗法的邂逅

从长崎大学医学院毕业后，我在大学附属医院的血液内科当实习医生。之后，我转去原爆医院工作。原爆医院是一家专门为因核爆留下后遗症的患者开设的医院，在那里我接诊了大量患有血液异常疾病的患者。

血液内科主要接诊白血病、恶性淋巴瘤的重症患者。在大学附属医院里，每一层病房大约能收治50多位患者，可当时对这类血液疾病还没有明确完善的治疗方案，常常会出现1天之内10位患者相继离世或是一周之内超过半数的患者不治身亡的悲剧。

当年主要采取的医疗手段还是化疗，医生大多倾向于给患者使用大量的抗癌药物。患者接受了抗癌药物治疗后，体内的白细胞减少，更容易遭受细菌感染。为了对抗感染，医生只好再为患者开具更多的抗生素。而患者在反复接受这样的用药后，接二连三地去世了。

目睹西医的局限后，我感到十分苦恼，"作为一名医生，难道我一生都要在这样的环境下工作吗？""这就是现代医疗的极限吗？"从那时起，我对现代西方医学的治疗方法产生了疑问。

那之后，我开始对预防医学产生浓厚的兴趣，同时为了研究"高质量长寿"的课题，我继续攻读博士学位，开启了为期4年的研究生活。我当时研究的课题是"食物与运动会使白细胞的免疫力发生何种变化"。研究期间，我经常外出考察和调研。

1977年，我参加了森下敬一博士组织的"美国自然饮食研修团"。结果，接触到一本为我今后的人生带来巨大转机的书。

当时，美国洛杉矶开设了不少天然食品超市和餐厅。这类超市销售有机蔬菜，餐厅则很少提供肉类，取而代之的是掺有糙米和杂粮的米饭、面包为主的餐点。我在那里买到一本基希纳医学博士所著的《生食果汁》（*Live Food Juices*）。书中介绍了以胡萝卜为主，搭配不同蔬果做成的果汁，以此治疗疾病。此外，书中还介绍了毕彻·贝纳博士于1897年在瑞士苏黎世设立的贝纳医院。这家医院是欧洲第一家，也是全球最早采用自然疗法的医院。

我读过这本书后深受启发，回到日本就向贝纳医院寄去了一封信。不久后，贝纳博士的侄女丽希提·布兰修博士给我回信，她在信中说道："若你感兴趣，欢迎来我们医院学习。"于是我立刻飞往瑞士，在贝纳医院废寝忘食地学习了好几个月。

在贝纳医院得知胡萝卜苹果汁疗法

贝纳医院在为患者诊断病情时，也会先进行血液检查和X光检查等。不过在治疗中，医生们不用任何药物和放射性疗法，而是贯彻自然疗法。

患者在早餐会喝2～3杯胡萝卜和苹果做成的蔬果汁，全天饮食不含任何肉类、鸡蛋和牛奶等食物，医院提供的餐食都是以黑麦面包、马铃薯、蔬菜、水果、蜂蜜、岩盐等为原料做成的天然食品，唯一提供的动物性食品是酸奶，还会在其中加入小麦胚芽，用搅拌机混合搅拌成酸奶燕麦糊。

"为什么胡萝卜苹果汁会有这么好的疗效呢？"我提出了自己的疑问，布兰修博士回答道："因为这其中含有人体所需的全部维生素和矿物质。"博士还指出，**现代饮食让人**

体摄入了过量的蛋白质、脂肪和碳水化合物，而人体想要利用这些营养物质时，却发现缺少相应的维生素和矿物质作为辅助。这就是以癌症、糖尿病、心肌梗死、脑梗死等为代表的生活方式病，以及各种疑难杂症层出不穷的根本原因。

贝纳医院除了开展这种饮食疗法之外，还会进行冥想疗法、温热疗法和针灸疗法等各种自然疗法，治愈了许多来自全球各地的癌症、类风湿及各类疑难杂症的患者，这一切都是我亲自见证的。

在瑞士学习的这段时间，我深深感到，只用西医对患者进行治疗不是长久之计。因此回到日本后，我也坚持每天饮用胡萝卜苹果汁，身体状况越来越好。之后，我提前1年完成毕业论文，重返贝纳医院，再次开始求学之旅。

莫斯科断食疗法医院令人震惊的治疗效果

　　毕业后，我为了研究，多次访问格鲁吉亚的高加索地区，那里有全球著名的"长寿村"。当年，要前往那个村子必须从莫斯科转机，所以我每次都会在莫斯科住上几天，并且利用这段时间，拜访全球知名的断食疗法专家尼古拉耶夫教授的研究室和医院，尼古拉耶夫教授同时也是主攻精神病学的教授。

　　他的医院不仅收治精神病患者，还收治了大量脊椎性全身麻痹、血管病变引发的无脉搏病、心脏病和癌症等疑难杂症患者，以及有关节脱臼的患者。医院对这些患者的治疗方法很简单，就是只喝水的断食疗法，而且患者们都逐渐恢复健康，我对此深感震惊。

当时俄罗斯几乎所有的医院都开设了断食疗法病房，俄罗斯政府也很认可断食疗法，还为尼古拉耶夫教授授予了诸多奖章。

尼古拉耶夫教授开始尝试断食疗法的契机是他发现当精神病患者的病情恶化时，往往会坚决地抗拒进食。因此，教授做了一个大胆的假设："坚决拒食会不会是身体为了治疗疾病产生的自然反应呢？"

于是，他不再强制患者进食，而是只为他们提供饮用水，并观察患者的情况。一段时间后，患者开始提出"想喝果汁""想吃水果"等要求。同时，他们的精神病症状开始有所改善。

不仅如此，教授还发现，经过断食治疗后，患者原本患有的肝病、皮肤病、类风湿等其他疾病也出现了好转。这之后，许多精神病以外的患者也开始慕名前往教授的医院，接受断食治疗。

断食疗养所的生活

有了这些经历与研究之后，我开始思考，想要为患者提供我自己认可的治疗方法，只能自立门户，自己开诊所。最初，我开设了一家以胡萝卜苹果汁为核心的饮食疗法诊所。1985年，我又在伊东①开设了断食疗养所，主要为患者提供糙米天然饮食和胡萝卜苹果汁，并结合断食、温泉和桑拿帮助人们进行健康改善。

在我的断食疗养所里，患者早、中、晚各"吃"3杯胡萝卜苹果汁。这里刻意说"吃"，是因为虽然是果汁，但我

---

① 日本本州东南部伊豆半岛东岸温泉城市，属静冈县。1950年被定为国际游览温泉城市。

会要求患者用勺子舀着送入口中，像吃固体食物那样稍作咀嚼，让口中的果汁与唾液充分混合后再下咽。此外，每个房间里都放着装有黑糖姜汤的暖水瓶，患者可以随时饮用。疗养所的饮食规则是，除了上述提到的食物以外，不能吃其他任何食物。

疗养所里的温泉和桑拿都是24小时开放的，患者可以随时使用。白天，患者会做一些自己喜欢的事，比如打高尔夫、徒步、绘画、午睡等。到了晚上，疗养所会组织唱歌、跳舞等娱乐活动。还有许多患者在这里接受按摩、生姜膏药敷贴等治疗，或在美容室做各种美容护理。

我的断食疗养所其实不算真正意义上的医院，除了我每周日上午会进行2小时的讲座之外，没有其他医护人员。开业近40年以来，没有发生过一次重大事故，几乎所有患者都反馈自己收获了健康，改善了症状，甚至最终康复。

这之后，定期来疗养的人越来越多。其中有二十多位前任、现任的日本政府高级官员前来体验断食，甚至有三位是日本前首相，一位是前厚生大臣。

此外，近年来，许多医生也加入了断食的行列。

胡萝卜苹果汁与生姜红茶的制作方法

在此为大家介绍胡萝卜苹果汁与生姜红茶的制作方法。

原料选用中等大小的胡萝卜2根（约400g）和苹果1个（约300g），这个分量可制作3杯胡萝卜苹果汁。

先将胡萝卜与苹果彻底洗净，切成适当大小。胡萝卜和苹果无须去皮、去核，直接放入原汁机或搅拌机中榨汁。请注意，若使用搅拌机，必须加入适量的水，不然很难打动。

以上就是基础版的制作方法，体质偏寒凉的人需要减少苹果的用量。

另外，有以下症状的人可以在基础版中加入50～100g对应的蔬菜，效果更佳。

做好的蔬果汁请尽快饮用。也可放入冰箱短时间冷藏，但是早晨做的一定要在傍晚前喝完，晚上做的，要在第二天早上喝完。放入冰箱时挤入几滴柠檬汁，可以防止氧化。

生姜红茶的做法比胡萝卜苹果汁更简单。只需在热红茶中加入5～10滴姜汁，或是一两撮生姜泥，再加一些黑糖或蜂蜜调味即可。如果生姜用完了，也可使用市售的管装生姜泥。

红茶是一种发酵茶，与绿茶一样，富含茶多酚。茶多酚具有杀菌和消除活性氧的功效。不仅如此，红茶中还含有儿茶素生成的茶黄素，对流感病毒和普通感冒的病毒也有杀灭作用。

另外，绿茶多产自南方地区，性质较为寒凉，红茶作为发酵茶，性质温润，能温养身体。生姜也是一种功效显著的中药材，许多中药方中都会使用，其暖养功效卓越。

断食后体内囤积的代谢废物会不断排出

有些患者在接受胡萝卜苹果汁断食治疗期间，口臭格外严重，口中散发出难以言喻的臭气，就好像人体在通过口腔"放屁"一样。另外，舌头表面会出现黏糊糊的脏舌苔（舌头表面形似苔藓的物质）。病症越重的人，舌苔的颜色就越深。曾接受过化疗的人舌头甚至会变成黑色。此外，人体还会排出浓痰、黏稠的眼垢、鼻涕、深色的尿液和黑色大便（宿便），体臭也会更明显。

断食疗养所的客房清洁人员进入客房打扫和更换床单时，有时甚至需要屏住呼吸、快步冲进房间，先打开窗户换气，然后暂时离开客房。据这些工作人员描述，如果大量吸入充斥房间的恶臭，会头痛，甚至想呕吐。

明明人们喝的是胡萝卜苹果汁、姜汤和生姜红茶等饮品，其中的成分只有新鲜的水、维生素和矿物质，但排出的却都是又脏又臭的污垢。由此可见，患者之前身体中积聚了大量的代谢废物和有毒物质。

随着代谢废物和毒素被排出体外，患者的气色越来越好，水肿消失，囤积的脂肪也会减少。很多人发现自己体重减轻，脸上的色斑、雀斑也变淡了。身体原有的一些不适症状或疾病都有所改善，身体变得轻盈，整个人都充满了活力。

体内的代谢废物、毒素和不干净的物质会引发身体不适，造成疾病。**为了治疗疾病、改善健康状况，最重要的就是大量且高效地排出身体中的代谢废物和毒素。**

然而以往的医学、营养学中的保健方法在健康和治疗方面，大多只关注身体需要摄入什么。可是如今，饱受饥饿之苦的时代已经过去，人们的日常饮食逐渐变得丰富多彩，几乎没有人会因营养不良而患病。相反，**营养过剩与不均衡的日常饮食所引起的新型营养不良，正逐渐成为多种疾病的诱因**。而胡萝卜苹果汁依然可以解决这一问题。

绝大多数人的健康问题源自五大营养素中的蛋白质、脂肪和碳水化合物这三大营养素摄入过量，而维生素和矿物质摄入不足。一旦人体缺乏维生素和矿物质，就无法充分利用和消耗过量摄入的其他三大营养素。这些多余的营养物质得不到燃烧和消耗，只能转化为代谢废物，在体内不断囤积。

采用胡萝卜苹果汁断食法后，人们不再继续摄入蛋白质、脂肪和碳水化合物，自然不会再在体内囤积过剩的营养物质，同时又能大量补充长期摄入不足的维生素和矿物质。所以在开始断食后，虽然会有轻微的空腹感，但几乎没有人觉得这种空腹感很痛苦，疗养所也没有人出现因忍受不了空腹而去偷吃的情况，因此我的断食疗养所至今为止也从未发生过任何重大医疗事故和问题。

断食后体温上升，改善症状

在断食过程中，我们虽然什么都没吃，体温却不会下降，反而会升高。这是因为断食时负责消化、吸收的器官停止了活动，血液就会流向身体其他部位，全身的代谢随之更加旺盛，体温得以上升，白细胞的活跃度也随之增强，所以断食中的人很少会感冒。

在断食期间，不仅肠胃，体内的各个器官都能得到很好的休息。但是心、肺、肝、肾、大脑等维持生命活动所必不可少的器官不会休息。这些器官如果得不到营养素补给，人体就会出现损伤。因此，当外界的营养素补给（饮食）中断时，这些器官为了维持正常的生理活动，会转而利用体内剩余的营养物质。具体来说，它们会利用那些原本不存在的癌细胞、引发溃疡性大肠炎、风湿性关节炎等炎症的细胞，以及会诱发各种疾病的过剩胆固醇、脂肪、糖和代谢废物。

换言之，**人体不需要的细胞成为心、肺、肝、肾等组织细胞的食物，被消耗掉了，这一过程叫作"自体溶解"**。断食能够改善症状，就是基于这一原理。

不仅如此，体温升高后，有利于白细胞活动，人体的免疫力也随之增强。白细胞随着血液流经全身，吞噬从体外侵入的病原体、代谢废物、过敏原和癌细胞。只要白细胞能火力全开地发挥作用，体内的代谢废物就能被一扫而空。

断食期间人体组织都在进行修复工作

刚刚也提到了，断食期间，血液大量流向全身各个器官组织，肠胃等消化吸收器官得以休息，针对这一点我在此做进一步讲解。

首先，因为不再进食，肠胃、肝脏和胰腺等消化器官得到充分的休息。消化原本会消耗大量氧气，因此断食后，人体对氧气的需求量也相应减少，肺部的负担有所减轻。另一方面，由于体内多个器官都在休息，负责对这些器官下达指令的大脑自然更加轻松，得以减负。

由此可知，<u>饮食行为其实会对全身器官都带来一定的负担。通过断食，这些负担得以减轻</u>。又因为在断食期间，全身各器官的活动必要性下降，让血液供应变得十分充沛。身体便能利用这部分节余出来的能量，对各个器官进行修复。

在家禽的饲养中，有一种"强制换羽"的饲养方法。在过去，养鸡场宰杀不再产蛋的老母鸡，改做肉用。不过近年来，养鸡场会对这些鸡开展为期2周的强制断食，虽然这个做法会使约2%的鸡死亡，但仍有98%的鸡存活下来，它们的羽毛会全部脱落。等到老母鸡长出新羽毛后，可以重新产蛋1年半左右的时间。这也是断食唤醒了生命力和活力，并延长了生物青春的力证。可见，断食确实能帮助全身组织进行修复工作。

胡萝卜苹果汁断食法的惊人疗效

　　我一直主张，断食对改善健康状况十分有效。但有很多人虽然想尝试断食，却又担心断食期间会很痛苦。其实，我的断食疗养所推行的并不是只喝清水的断食法，而是胡萝卜苹果汁断食法。这种断食法不会带来强烈的空腹感，几乎所有来疗养所尝试的患者都在断食期间神采奕奕、心情愉悦。

　　我的书曾被翻译成韩语，在韩国出版。韩国某大型企业的P姓社长夫妇读过我的书后，每年都来疗养所实行断食疗法。P先生曾在韩国的医院尝试过只能喝水的"清水断食法"。关于那段经历，P先生告诉我："到了第四天，我想走一走，但下肢完全动弹不得，而且断食期间常常站不稳。"

　　有过这样经历的P先生在第一次完成"胡萝卜苹果汁断

食"时，还因为"断食期间，每天能走10公里，精神头特别足，这根本不叫断食"而大表不满。因为P先生的这番感想，我一度以为他不会再来了。结果那之后，他每年都从韩国赶来断食。在我进一步的询问下，P先生告诉我："这里的断食效果和清水断食法差不多，但是胡萝卜苹果汁断食法不会让人感觉疲惫，反而涌现出无穷的活力。"

由此证明，胡萝卜苹果汁断食法不但不会让人感到特别痛苦，还能获得与清水断食法相同的疗效。

胡萝卜苹果汁断食法的效果，总结来说主要有以下几点：

· 排出代谢废物，肠胃得到休息，全身得到休养，体温逐渐上升。
· 与此同时，体力、活力不降反升，精力更加充沛。
· 胡萝卜苹果汁所含的糖、维生素和矿物质能帮助因疾病受损的细胞修复、再生。

因此，当人们结束断食疗法踏上归途时，外表看起来都比原先年轻了。不仅如此，几乎所有人都表示，在走进疗养所前曾有的各类症状都得到了不同程度的改善。

断食后的复食阶段至关重要

　　我在断食疗养所里推行的胡萝卜苹果汁断食法的基础疗程可分为两种，分别是一周疗程和十天疗程。在一周疗程中，五天为断食期，两天为复食期。十天疗程中，七天为断食期，三天为复食期。断食期间会按照下一页表格的安排，一天只喝三次胡萝卜苹果汁。

　　相比断食期，恢复饮食期的准备更加复杂。恢复饮食期又叫作"复食期"，是指在断食结束后，逐渐开始增加进食，并最终恢复到正常进食的时期。如果不重视复食期，很容易带来危险。因为在断食期间，消化器官处于休息的状态，消化酶的分泌也随之减少。消化器官在此期间完全不用进行消化吸收活动，所以如果在断食后一下子吃下大量食物，这些器官会作何反应呢？这就好比运动员在起床后不做热身，立刻去参加比赛一样，身体会出现各处不适，有时甚至会造成致命的损伤。

胡萝卜苹果汁断食法一周饮食安排

一周断食日课	
7：00AM	做早操、散步
8：00AM	3杯胡萝卜苹果汁（共480mL） 胡萝卜苹果汁做法： 1.使用无公害胡萝卜2根（约400g），苹果1个（约300g），用刷子仔细清洗，胡萝卜不去皮，苹果不去核。 2.将胡萝卜和苹果以2：1的比例混合，放入榨汁机，带皮、带核榨汁即可。 *注意：体质较热或夏季可按照个人喜好加入少许柠檬汁。
10：00AM	1碗味噌汤（约180mL） *注意：用干香菇、昆布煮取高汤，加入天然酿造的味噌。
12：00AM	与8：00一样的胡萝卜苹果汁3杯
3：00PM	1杯姜汤（100~150mL） 姜汤做法： 1.将1人份的水放进锅中加热，加入黑糖或蜂蜜。 2.将拇指大的生姜带皮擦成姜泥，再挤出姜汁加入锅中，最后加入姜蓉。
5：00PM	3杯胡萝卜苹果汁
6：00PM	理疗（针灸、按摩）、泡澡等

▽通常，对于体寒严重的患者或在冬季断食的患者，我们会将3次胡萝卜苹果汁中的1~2次替换成胡萝卜汤。

胡萝卜汤的做法：

1.2根胡萝卜和半个洋葱切碎，加入1L高汤（或清水）炖煮。

2. 等到胡萝卜和洋葱煮软后，连汤加入搅拌机打成浓汤。最后加入粗盐（3~5g）或味噌调味即可。

断食结束后，如何安排恢复饮食十分关键。所以**我不鼓励大家按照自己的方式随意进行断食，因为从断食阶段向正常饮食过渡的复食期情况更为复杂，也更容易对身体造成伤害。**

在我的断食疗养所，复食期会按照以下步骤循序渐进地进行：

第一天的第一餐只喝糙米煮的米汤和味噌汤，同时搭配日式梅干和白萝卜泥。虽然糙米汤和味噌汤都是液体，但"吃"的时候也需要花些时间，仍要活动口腔、做出咀嚼的动作，待米汤自然咽下后，再"吃"下一口。这一点非常重要。即便只是少量的食物，也不可以突然一口吞下。第一餐复食其实是在向肠胃发出"接下来会有食物进来"的信号，目的是唤醒一直处于休眠的肠胃。

第二天，一周疗程已完成五天断食的人，早餐和午餐各吃一碗糙米汤，搭配味噌汤、日式梅干、白萝卜泥，以及纳豆和少量煮豆腐。进食时速度要慢、充分咀嚼。晚餐吃糙米饭，只吃六分饱。十天疗程已完成七天断食的人只吃早晚两餐，主食都是糙米汤（副食相同）。在复食期，由于肠胃正在逐渐恢复活力，身体会产生强烈的食欲。因此，人们通常在此期间会感受到比断食期更强烈的空腹感。不过，这时万万不可被食欲控制。许多人都反映，复食期其实比断食期更难受。**断食失败往往就是在复食期克制不住自己的食欲，吃下了大量食物造成的**。因此这个阶段最重要的是，一点一点、循序渐进地增大食量。

断食五天的人会在断食后的第三天恢复到正常饮食。而断食七天的人在第四天才能恢复到正常饮食，所以复食期第三天是吃两餐糙米饭，都只吃六分饱。

断食结束后，必须像这样逐步恢复到正常饮食。容我再强调一遍，如果恢复进食时不细嚼慢咽，而是狼吞虎咽、快速进食，或者自行缩短复食期，会引发腹痛、腹泻、恶心等不适症状，甚至会导致肠梗阻。因此，即使是胡萝卜苹果汁断食法，也切记不可想当然地随意进行。

患有这些疾病则不适合断食

　　虽然断食疗法有益健康，对多种疾病都有着较好的疗效，但是也不代表它是万能的。患有下列疾病或者存在以下症状的人，不适合进行断食疗法，强行尝试断食可能会危害健康，适得其反，请特别注意。

- 处于结核病、癌症晚期、糖尿病晚期，身体状况十分虚弱的人。
- 患急性阑尾炎、急性腹膜炎等需要立刻接受手术的人。
- 男性体重不满40kg、女性体重不满35kg的人。
- 患胃溃疡、十二指肠溃疡或溃疡性大肠炎等疾病，并出现严重出血的人。
- 因心绞痛、心肌梗死、心律不齐等正在服药治疗的人。
- 活动性肝病（乙肝、丙肝）患者。
- 患有子宫肌瘤、卵巢囊肿，肿块较大，可从体外观察到的女性。

- 哺乳期女性。
- 患有精神疾病却不自知的人，或认知障碍恶化的人。
- 正在服用类固醇类药物或抗抑郁药物，停药会引发危险的情况。
- 怀孕中的女性（如果孕反、孕吐较为严重，可进行2~3天的断食，须遵医嘱）。

另外，患有以下疾病的人进行断食也很难收获成效。

- 癌症晚期。
- 脑卒中引发的麻痹。
- 肾功能衰竭。
- 患糖尿病，注射胰岛素已超过5年。
- 麻痹性疾病。
- 关节僵硬超过5年。
- 精神分裂症发病已超过5年。
- 全盲、全聋。

综上所述，有一些情况进行断食难以获得效果，而患有某些疾病甚至不能进行断食。因此，如果想尝试为期数日的断食，请不要自作主张胡乱操作。请与医生商议，或前往专业断食机构，在指导下开展断食。

第 **4** 章

轻松易行的
"半日断食法"

现代人不需要吃早餐

本章我将会介绍任何人都可以轻松实践、安全易行的"半日断食法",以及它的健康功效。我经常指导并未患有严重疾病的亚健康人群,还有那些虽然在服药,但依旧可以正常工作、社交的上班族尝试这种饮食方法。

我在诊治来我诊所求医的患者前,会先为他们测量血压、体温、脉搏,并进行尿样和血样检查。这些做法与其他医院别无二致。不过,与其他以西医为主的医院不同,我还会仔细观察患者,并进行细致的问诊和触诊。由此我发现了一些疾病的共性,比如,肝脏有问题的患者,肝脏对应部位(上腹部)体温会比较低;有妇科问题的患者,则是下腹部体温会比较低。这是因为病灶部位血液循环不畅,引发相应的疾病。

我通常很少给患者开具药物，而是更倾向于对患者开展生活指导，帮助他们改善全身的血液循环。我会建议患者尝试一些能够提高身体自愈力的方法，能排出代谢废物和体内毒素的饮食疗法就是其中之一。

另外，癌症患者在病情恶化到一定程度时，无一例外都会出现呼气带有恶臭的情况。这是血液中的毒素正在通过肺部排出体外而引发的现象。因此，如果你发觉自己呼出的气味或散发的体味比较重，那么你罹患癌症的可能性会比较高。

就如我在前文中介绍的，这一类身体不适和疾病主要都是过量进食引发的。我一直在反复强调，<u>**理所当然地保持一日三餐都吃得很饱的饮食习惯，很容易引发过量进食**</u>。

尤其是早餐，对于现代人来说，已经变成了无关紧要的一餐。在农耕时代，夕阳西下时人们就会开始吃晚餐，天黑后便早早睡觉。等到第二天太阳升起就起床，先做一些农活，再吃早餐。即便不干农活的人也会在早餐前先做一些其他事情。因此，等到开始吃早餐的时候，人已经饥肠辘辘，必须吃早餐来维持身体健康。

但是现代人大多是在公司上班，一般吃晚餐的时间都比较晚，也经常睡眠不足。在这样的生活节奏下，人们很难在起床后立刻产生食欲。如果每天能在早餐前进行一小时的工作或运动，那就另当别论，否则**起床后立刻将食物塞进仍然处于睡眠状态的肠胃里，无疑会对身体造成伤害**。为了消化食物，血液向肠胃集中，流经大脑与四肢肌肉的血液减少，自然会产生一大早就犯困、没有干劲、无精打采的症状。

因此，我提倡如果没有食欲就不用吃早餐。身体让我们不要进食，我们就没必要硬吃。所谓的本能，其实就是我们的生命力和自愈力。

即便是一早就有食欲的人，如果患有肥胖、高脂血症、脂肪肝、糖尿病、痛风等营养过剩引发的疾病，早餐也不吃为好。**省去早餐，锻炼空腹力，更有益健康**。

不吃早餐或少吃一点

我们每晚吃完晚餐后，会进入长时间的睡眠，这期间人体一直没有进食，其实就是处于"断食状态"，因此，第二天的早餐就是断食后的第一餐。

从这个角度思考，我们应该把早餐当作恢复饮食的第一餐来对待。如上一章介绍过的，断食后不可马上恢复正常饮食，而应先从简单的餐食开始，逐渐过渡到正常饮食。

如果复食期的第一餐就按正常饮食那样吃，会引发反胃、腹痛、腹泻等不适症，还可能造成肠梗阻。同理，早餐是整晚断食后的第一餐，人们在这时通常难以产生食欲。其实没有食欲时无须勉强自己进食，即便一早就有食欲，我也建议早餐从简。

我想大部分人都听过"吃早餐有益健康"的说法，近年来的主流学者们也都推荐大家不要忽视早餐，因为**人体需要摄入一定的糖分，来帮助大脑等全身器官保持一整天的正常运作。糖分不足时（低血糖状态），会出现全身乏力、大脑不活跃、反应迟钝等情况**。因此，半日断食法才主张早餐喝胡萝卜苹果汁，这样人体就可以在早上摄入天然葡萄糖和果糖，从而很好地规避上述可能造成的健康危害。

有一次，我作为嘉宾出席一场企业经营人士的座谈会。在会上，我介绍了不吃早餐的想法，其中一位社长先生听后分享了他的亲身经历。

他以前早上总是没有食欲，一般只在家里喝一杯茶，就去公司上班了。这种饮食习惯没有引发任何问题，他一直精力充沛地投身工作。不过年过六十后，他的夫人告诉他，吃早餐对维持身体健康很重要，于是他开始勉强自己吃早餐。结果发现，吃过早餐后，上午总感到特别疲倦，常常一不留神就打起了瞌睡。

这也是我在前文中多次重申的，即**进食后人体为了消化，血液向肠胃集中，分配给身体其他组织的血液量随之减少，其结果就是引发困倦、疲劳**。对于生长发育期已经结束的成年人，我强烈建议大家不吃早餐或尽可能少吃一点。

午餐吃什么

午餐应该吃什么好呢？我一般会向患者建议吃一点荞麦面就好。荞麦富含铁、钙、维生素B_1、维生素B_2，包含8种必需氨基酸的优质蛋白质，以及容易被消化的淀粉。此外，荞麦含有的芦丁（维生素P）可以强化血管、预防脑卒中，是一种非常健康的食品。

阴阳论认为，寒冷地区出产的食物有暖养身体的功效，同时外表呈红、黑、橙等暖色的食物也有保暖作用。荞麦产自寒冷地区，因此具有温热身体的作用。而温暖身体、提高体温的重要性，我在之前的篇章已反复说明。

吃荞麦面时可以撒一些海苔，再加入山药泥和大量葱花。山药富含淀粉酶、氨基酸酶等多种生物酶，可以改善肠胃功能，促进消化吸收，更有助于健康。

除了荞麦面以外，午餐还可以选择吃谷物片或意大利面。不过，我建议大家选择整粒玉米加工而成的谷物片或全麦意大利面。谷物片不加牛奶，改用豆浆冲泡更好。

吃意大利面时也应避免高热量、难消化的奶油酱汁，以及动物性蛋白配菜，大量蔬菜搭配意面一起食用效果更佳。如果想只简简单单吃一个三明治，可以选择全麦吐司三明治，里面包含的火腿等动物性馅料，不超过全天进食总量的10%即可。

需要特别注意的是，不要因为没吃早餐感到较强的空腹感而在午餐时大吃特吃。别忘了，在不吃早餐的情况下，午餐才是断食后复食期的第一餐，所以请将食量控制在八分饱。

晚餐吃什么

只要保证单日食物摄入量的构成比例为**"谷物：蔬果：动物性食物=6：3：1"**，并在早餐和午餐时避免大量进食，晚餐原则上可以吃任何食物。

锻炼空腹力的一日食谱

三餐	食物搭配
早餐	不吃，或清茶配日式梅干，或1~2杯胡萝卜苹果汁，或1~2杯生姜红茶
午餐	荞麦凉面、裙带菜荞麦面、山药泥荞麦面等（加入足量七味辣椒粉和葱花），或食材丰富的乌冬面（加入足量七味辣椒粉和葱花），或比萨、意大利面（加入塔巴斯科辣酱），或轻食
晚餐	包括酒精在内，任何食物均可（白天感到肚子饿或口渴时，可适量喝一些生姜红茶）

不过，既然要吃，我更推荐吃一些有助于身体排泄代谢废物的食物。比如，相比精白米饭，我更推荐糙米饭。在糙米饭中加入小米、稗谷、小麦、燕麦等杂粮更佳。糙米含有维生素、矿物质、亚油酸等多种优质植物性脂肪和植物性蛋白，同时富含能够促进排泄的膳食纤维。还可以在糙米饭上撒一些黑芝麻盐（取黑芝麻与盐，以8：2或9：1的比例混合，用平底锅炒熟）。芝麻自古以来就备受人们推崇，古人认为芝麻能助人长寿。它富含大量必需氨基酸。**每100g黑芝麻含有50g不饱和脂肪酸、钙和铁等矿物质、维生素B_1、卵磷脂，还有抗氧化物质芝麻素酚**。此外，黑芝麻还具有温暖身体、促进肠胃蠕动、促进排尿排便的功效。如果不喜欢吃糙米饭，也可以在白米饭上撒一些黑芝麻盐，同样有效。

最重要的是，吃晚餐时要保持心平气和，细嚼慢咽，享受美食。

需要向主治医师咨询的情况

　　不论是采取早餐只喝胡萝卜苹果汁、午餐少吃一点的半日断食法，还是早餐午餐都只喝胡萝卜苹果汁、晚餐少量进食的两餐断食法，或是一整天都只喝胡萝卜苹果汁和生姜红茶的一日断食法，基本都不会对身体造成重大危害。但是万一出现冒冷汗、手脚打战、严重心悸、剧烈腹痛、感觉要失去意识等症状，说明出现了低血糖，这时可以尽快喝一些加了蜂蜜或黑糖的生姜红茶，或含一块黑糖。如果吃过糖后上述症状仍未缓解，应立刻就医。

　　在进行这类"半日—一日断食法"时，日常需要服用药物的人应特别注意。如果正在服用心脏病药、类固醇等激素类药物、降压药等，千万不可在没有获得主治医师许可的情况下擅自停药。原则上，断食期间也应一如既往，照常服药。

不过，断食期间照常服用抗糖尿病的药物（降血糖类药物）很容易诱发低血糖，可能会造成无法挽回的危险情况，因此必须在尝试断食前与主治医师商量。

对于治疗高脂血症、肠胃疾病和痛风的药物，由于断食中不再摄入引发这类疾病的致病物质，所以在半日断食期间可以停药。

另外，如果你希望尝试超过两日的全天断食，请务必前往有专家坐镇的专业机构。这是因为万一出现不良反应，非专业人士自行应对容易造成错误判断，有可能引发危险。至于自身状态不佳以及患有基础疾病的人群应该注意哪些地方，请参考第125页的说明。

其实，持续进行不吃早餐的半日断食法，偶尔尝试一天断食法，就能产生非常可观的效果。因此，我建议大家独自实践断食时，最好循序渐进，并且最长断食时间不超过一日。

接下来我为大家介绍一个通过半日断食法重获健康的真实案例。

利用半日断食法，半年成功减重14kg

　　T先生在实行了胡萝卜苹果汁半日断食法后，成功减重，并重获健康。在此将T先生给我写来的信真实地展现出来，希望可以给大家作为参考。

　　我因工作的关系，晚上应酬总是很多。不知不觉间，我一直在反复暴饮暴食。过去，我的肥胖问题非常严重，直立低头往下看时，肚子已经挡住了双脚尖。那时我身高171cm，体重却达到了88kg。

　　在血液检查中，我毫不意外地查出总胆固醇和甘油三酯超标，被诊断为高脂血症。在那之后，为了降低指标，我开始服药。可只要停药，身体状况马上就会恶化。

尝试"胡萝卜苹果汁断食法"为我的人生带来了天翻地覆的改变。我的上司读过石原博士的书后大受启发，去断食疗养所体验了"胡萝卜苹果汁断食法"。他回来后力荐我试一试早餐只喝胡萝卜苹果汁的半日断食法。

　　我听从了他的建议，立马去石原医生的诊所就医，接受了指导。我将减肥设定为我的第一目标，从2002年1月10日开始进行胡萝卜苹果汁的半日断食法。最初的两个月并未出现显著的变化。只是，不知是不是因为蔬果汁的利尿作用，我的排尿次数明显增加。

　　第三个月时，我的身体已经适应了早餐只喝蔬果汁，体重也从那时起逐渐下降。那之后又过了半年，我成功减重14kg。同时，我也开始在上班前慢跑。就这样坚持慢跑一年后，我全身的肌肉变得紧致、结实。这样的结果让我的主治医师大为震惊。

　　以前，按时服药都无法让我的甘油三酯指标下降到正常水平。但是我最近的身体检查结果显示，我身体里的HDL胆固醇水平上升，所有的血液指标都在正常范围内。肥胖时，我常常感冒（大概一年会感冒10次左右）。但是现在，即便家人或公司同事感冒，我也很少被传染。每次感到自己好像有些感冒了，就会采用泡澡法让自己充分发汗，再睡一觉，便又感觉整个人都神清气爽。我认为，这是蔬果汁帮我提高了免疫力和自愈力的结果。

还有一件不可思议的事。自从早餐只喝蔬果汁，我的饮水量也大大减少了。

过去，在公司上班的10小时里，我会喝掉4～5瓶500mL的乌龙茶。回家后，我还会按照这个速度喝水，一天的饮水量超过3L。不过现在，包括早餐的蔬果汁在内，我一天的饮水量最多只有1.5L。

我通过胡萝卜苹果汁重获健康后，将自己的经验分享给朋友、亲人和身边的其他人。他们尝试过胡萝卜苹果汁疗法后，健康状况都得到了改善，有些人甚至身材也苗条了许多。

我感恩与石原医生相遇所带来的幸福，今后也会坚持用胡萝卜苹果汁保持健康。医生，真的太感谢您了！

T

在T先生的例子中，他原本较为严重的高胆固醇、高甘油三酯都得到了改善，而有助于预防动脉硬化的HDL胆固醇值也有所上升。另外，尿隐血是肾脏存在异常的信号，T先生在一年后的复查中，尿隐血指标转阴，肾脏的异常也得到了改善。

最近我与他见面时，他的容貌发生了巨大的改变，好像变了一个人似的，让我大吃一惊。以前他整个人圆滚滚的，脖子也显得有些短，衣服穿在身上有些紧绷，看起来束手束脚。然而现在，他身材苗条，衣服合身，看起来年轻了好几岁。

T先生已经快五十岁了，以上的这些变化都是他实践半日断食法的成果。而他做的其实很简单，就是早餐只喝胡萝卜苹果汁，午餐吃一些荞麦面，晚餐想吃就吃，还能喝酒。

后来，T先生也跟我说过，"自己能轻松地践行这种半日断食法，其中很大的原因是晚餐可以随便吃喝。"正因为愉快的晚餐令人期待，所以白天忍受一些空腹感并不会带来太大的压力，让人更能坚持下去。因此，半日断食法确实是一种任何人都可以轻松锻炼"空腹力"的妙招。

第 5 章

温暖身体，
治愈疾病

体温过低会引发疾病

现代人的基础体温偏低问题十分普遍。**我们的身体在 36.5～37℃的体温环境下状态最好，最能充分发挥机能**。但是现在，越来越多的人体温在35～36℃徘徊。

水分摄入过量、穿得太少、吹冷空调等，都会造成体寒。前文中我也提到过，体寒容易引发血液不净。因此，体寒与过食一样，会污染我们的血液，成为疾病的导火索。实际患有疾病的人，体温大都低于健康的人。

事实上，可以说现代人的许多疾病都是由"体温低下"诱发的。我已反复说明，癌症也与体温低下有着极为密切的关系。我对各年龄段患者的体温进行测量后发现，每位患者体温都比较低。

因此，本章我将重点针对体寒问题展开阐述。在之前的章节中其实已经提到了一些，**一日断食法或半日断食法都是可以提高体温的好方法，因为空腹力有助于提高体温**。

我们身边充斥着很多引发体寒的诱因，大家不仅需要在饮食和运动方面多加注意，也要有意识地温暖身体，这其实并非难事，只需改变一些日常小习惯就能轻松做到。

除了利用运动来提高体温，本章还会介绍哪些食物性质寒凉、哪些食物性质温热。了解不同食物的性质，就能更好地掌握自己应该吃什么、该如何吃才对身体更有益。

在我的断食疗养所中，每间客房里都有保温壶，里面装有热的黑糖姜汤。人们口渴了就喝这些姜汤，以此获得温暖身体的功效。这种将暖身饮品放在手边，口渴就喝是一个很好的习惯。

另外，本章还会介绍许多在日常生活中简便易行、能有效暖养身体的小窍门。大家不妨从能马上着手的方法开始尝试，快的人只需短短一周就能感受到实际效果。

人体原本就不耐寒

　　学界普遍认为，人类是从300万年前生活在非洲大陆的类人猿演化而来的。从人体毛发覆盖较为稀疏这一点推测，人类应该起源于热带地区。人体具备体温调节机能，能很好地适应炎热环境，却不具备应对寒冷环境的生理机能。身体不耐寒，所以着凉后我们很容易患上各种疾病。

　　在冬季，感冒、肺炎、脑卒中、心肌梗死、高血压等心脑血管疾病以及癌症、肾病、糖尿病、结缔组织病等其他各种疾病的死亡率都会上升。此外，**一天中室外气温与体温均陷入最低谷的凌晨3点至5点，人的死亡率最高，也是哮喘病最容易严重发作的时间**。即便是身体健康的人，如果在这一时间段起床，之后的一两个小时整个人的状态也会十分低迷。这一系列的现象都与体温有着密不可分的关系。

人体降至最低点的体温会在5点后开始逐步回升。一般认为，下午2点到晚上8点左右，是人体体温最高的时间段，因此可以把人的身体看作一台"产热机器"。体温对于人类的健康和生命维持有着举足轻重的作用，主要是身体燃烧摄入的食物产生的。身体保持静态时，各器官产生的热量分别为，22%来自骨骼肌，20%来自肝脏，18%来自大脑，11%来自心脏，7%来自肾脏，5%来自皮肤，17%来自其他的器官和组织。

不过，活动身体可以促使肌肉产生大量热量。身上肌肉含量较多的人在运动时，大约80%的热量都由肌肉产生。因此，**想要提高体温、预防疾病，不仅要改善体寒问题，锻炼肌肉也十分重要。**

体温升高，免疫力也会随之提升

免疫力，其实就是白细胞的活力，它会受到体温的直接影响。人在感冒或感染肺炎时会出现发热和食欲不振的情况。中医认为，这两种反应是人体为了治疗疾病产生的自愈反应。具体来说，人体在对抗疾病时需要大量血液，通过削弱食欲，使更多血液输送到肠胃以外的其他器官，所以就出现了食欲不振。发热则是燃烧代谢废物、净化血液的结果。这些都是人体自愈的自然反应。

我在前面的内容中已反复说明，白细胞主要负责处理血液中的有害物质。它们通过杀菌作用和吞噬代谢废物来提高人体的免疫力，保护我们的身体。**体温升高时，白细胞会变得更加活跃**。除了在运动后或泡澡时体温会上升以外，空腹导致血糖值下降时体温也会有所提高。因此，少吃一两顿饭，延长空腹时间，同时通过泡澡、桑拿充分温暖身体、提高体温，能很好地提高免疫力。

相反，体温下降或餐后血糖值上升时，白细胞的活跃度会随之下降。

白细胞在体温37～40℃时活力最强。我们生病发热时，体温会超过37℃，同时变得食欲不振，这是身体在为提高白细胞的活跃度创造条件。如果这时使用退烧药，并强迫自己多吃东西，反而会破坏人体的自愈力。虽然药物可以杀灭病原体，但却抑制了人体原本具备的免疫力。

过量饮水并不健康

造成现代人体寒问题愈演愈烈的另一大原因就是过量饮水。西医一般认为，稀释血液能预防血栓，所以倡导大众每天尽量多补充水分。

日本人之所以对"多喝水"深信不疑，主要是因为日本死亡率最高的疾病中，排名第二和第四的都是由血栓引发的[①]。

水占人体总重量的60%以上，是保持生命与健康最为重要的元素之一。学界普遍认为，人一旦断水，3天就会失

① 排名第二的是以心肌梗死为主的心脏病，每年死亡人数约 20 万人。排名第四的是以脑梗死为主的脑卒中类疾病，每年死亡人数约 12 万人。

去生命，但是如果能确保空气和饮水，没有食物也能存活30天之久。水的重要性可见一斑。

植物一旦缺水会很快枯萎，可如果浇太多水，也容易因根茎腐烂而死。同理，人体内水分过剩，也会引发诸多问题。

中医在2 000年前提出"水毒"的概念，将过剩的水分视作毒物。因此，当我们运动时大量出汗，可以将体内过剩的水分排出体外，身心都会感觉十分舒畅。

从西医的角度来看，这种现象是因为交感神经的紧张得以解除，副交感神经占据优势地位，人因此感到放松。同时，大脑会分泌β-内啡肽等快感物质，脑电波中也可以观察到只有情绪稳定时才会出现的α波。血液中负责杀死癌细胞的NK细胞被激活，免疫力随之增强。

当利用桑拿大量出汗，将水分排出体外后，我们会感到难以言表的痛快。这种情况和刚才说的是一个道理。人体在排出对健康而言最为重要的水分时，我们反而感到身心舒畅，同时身体也会出现很多有益的反应。

相反，如果身体摄入了过量的水分，会发生什么呢？**多余的水分没有被转化为汗或尿液排出体外，而是在体内**

逐渐囤积，人体就会出现很多问题，引发多种不适症状。然而西医往往会忽略这种情况。

比如，在阴雨天，患有类风湿和神经痛的人疼痛会加剧；淋雨后身体会着凉；在空调房中待久了会头痛和腰痛。由此可见，水、着凉和疼痛之间也有关联。

身体受凉后，会产生各种反应来提高体温，而体内多余的水分正是造成身体变冷的原因，所以身体会启动排水、提高体温的机制。比如，睡觉时着凉会出现腹泻，感到寒冷时会打喷嚏、流鼻涕，变得尿频。一下子跳入水温较低的海中或泳池中，人会突然产生尿意。这都是身体想要排出多余水分以提升体温的反应。

然而，现代人不但平时活动身体的机会减少，还有着过量饮水的倾向。有时明明不渴，却习惯性地喝茶、咖啡、可乐和矿泉水，使身体中积聚了大量水分，造成体寒，引发血管硬化、血液循环不畅，代谢水平随之下降。如此一来，头痛、头晕、耳鸣、焦虑、失眠、抑郁等各种不适症状都会出现。

过敏引发的打喷嚏、流鼻涕、流眼泪等也是身体排出多余水分的现象，哮喘会引发排泄颜色较浅的水样痰（水分），特应性皮炎会引发湿疹排出水分和毒素。这些排毒现象还能举出许多例子。中医将这类现象视作"水毒"，是多余水分引起体温下降，导致水分囤积所形成的。不过，身体的自愈力可以自主地处理水毒问题。换言之，身体正是通过上述一系列的症状，排出引发体寒的多余水分，从而提升体温、预防和治疗疾病。西医认为这些症状都是有害的，主张抑制这些症状。比如，开具止痛药。虽然止痛药可以暂时抑制疼痛，但多数止痛药都有退热作用，服用后会降低体温，这很可能成为另一种疼痛的诱因，再次陷入恶性循环。因此，单纯地抑制症状，是很难解决引发症状的根本原因的。

过量饮水造成的可怕疾病

当心脏出现问题，无法向全身输送足量的血液时（心力衰竭），肾脏的机能也会随之低下，由此引发排尿困难、全身水肿。这便是水分在体内不断积聚的缘故，而最终的结果就是引发肺水肿、肝脏肥大等问题。

治疗心力衰竭使用的药物是促进排尿的利尿剂。由于西医中没有"水毒"的概念，他们不认为过量的水分会毒害身体，因此，即便他们知道水分囤积在身体中会带来危害，却仍鼓励大众多喝水。

最近，我的诊所收治了一位患者，他之前因为脑溢血住过院。这位患者现年50多岁，日常饮食均衡，也没有运动不足和严重精神压力的问题，更不肥胖。我对他出现脑溢血的症状感到不可思议，进一步问诊后，患者告诉我：

"为了预防血栓，我常年每天喝6升水。"这一回答让我大吃一惊。我们由此可以推断，是"水分摄入过量→血液总量增大→体寒→血管收缩→高血压"这一连锁反应最终引发了脑溢血。

另外，在肝功能的检查中，除了谷草转氨酶（GOT）、谷丙转氨酶（GPT）、乳酸脱氢酶（LDH）、亮氨酸氨基肽酶（LAP）、碱性磷酸酶（ALP）之外，一定会检查 γ -谷氨酰转肽酶（ γ -GTP）。这个指标的正常值应小于50 μ /L。如果超过50，通常会被认为是日常酒精摄入过量，所以医生看到这个指标异常，都会提醒患者："不控制饮酒，今后会得酒精性肝炎或脂肪肝，最后恶化成肝硬化。"

对大部分人来说，这一指标出现异常的确是饮酒过量造成的。不过，有一些人滴酒不沾， γ -GTP却依然偏高。这类人往往在日常生活中大量饮用茶、咖啡、果汁等饮品，存在过量饮水的问题。

过量饮水后，水分进入肝脏，使得肝脏向肠道分泌的胆汁量增加，胆汁的瘀滞引发了 γ -GTP异常升高。前一阵子，有一位类风湿的患者跟我提到，他去医院接受血液检查，发现 γ -GTP增高，他告诉医生"没有喝酒"，可医生却不相信他的话。

　　换言之，**γ-GTP指标偏高其实意味着体内水分积累过多**。不论是过量饮酒，还是过量饮水，γ-GTP指标较高的人都应该了解到这是"水毒"造成的，之后在日常生活中要有意识地通过运动和工作充分活动身体，或是多通过泡澡、蒸桑拿来温暖身体，从而促进发汗与排尿。

　　中医针对水毒的症状，一般会建议患者控制水分摄入、多运动，并开具一些能让身体温暖、促进发汗和排尿的中药方给患者，以求根除病症。

泡澡的惊人功效

在日常生活中，最简单有效、又能快速让身体温暖起来的方法就是泡澡了。将全身泡在浴缸里和仅淋浴冲洗身体，在健康方面的效果有着天壤之别。在浴缸里享受泡澡有着以下7种功效。

① 泡澡能温暖身体，扩张血管，从而促进血液循环。在这一过程中，内脏和肌肉获得了更多的氧气与营养物质的补给，肾脏和肺部也能更好地排出代谢废物。

② 静水压能产生收紧肌肉的效果。将脖子以下的身体全部浸入热水中时，热水的水压（静水压）高达500kg，这一压力能将胸围收紧2~3cm，腰围收紧3~5cm。在静水压的作用下，血管、淋巴管承受压力，促进了血液和淋巴液的循环，全身的代谢变得更加活跃。特别是位于下半身的肾脏的血液循环也会通畅，这能帮助人体增加排尿量，改善"水毒"之患，消除水肿和体寒。

③ 泡澡还具有洁净皮肤的美容效果。泡澡时体温上升，促进皮脂腺分泌皮脂、汗腺分泌汗液。皮脂与汗液混合形成皮脂膜，有效为皮肤保湿，让皮肤更水润。

④ 浮力可以减轻身体负担。将身体浸入浴缸时，由于水的浮力，体重仅为正常情况的1/10。这能帮助腰和腿的肌肉以及全身的关节和肌肉从日常承受的重压中解放出来，消除身心压力。另外，有腰痛、膝盖痛等困扰的人会发现，泡澡时身体活动更轻便，温热促进血液循环有助于缓解疼痛和麻痹感。

⑤ 泡在温度适宜的热水中，大脑会分泌β-内啡肽等快乐激素，让身心更舒缓。

⑥ 在泡澡带来的放松和促进血液循环效果的作用下，白细胞的活力增强，有助于预防和改善各种疾病。

⑦ 泡澡温暖身体还能促进体内血纤维蛋白溶酶的生成，有助于溶解血栓。因此，泡澡还能预防脑梗死和心肌梗死等疾病。

不过，体力严重衰竭或患有重病的人，应避免长时间泡澡。这一点不仅限于泡澡，所有疗法都应在我们"感觉舒畅"的范围内进行，决不可勉强自己。

简单来说，泡澡能够温暖身体，改善血液循环，加速新陈代谢。这些反应有助于人体净化血液，让消化和吸收的活动更加活跃，从而训练对身体健康有益的空腹力。不过需要注意的是，切记不能因为泡澡产生空腹感便大吃大喝，否则就前功尽弃了。

有效治疗疾病的泡澡法

半身浴是一种能够有效治疗疾病的理想泡澡方式。泡半身浴时，浴缸中的热水深度达到25cm即可，不过40cm深的热水效果更好。

半身浴的做法非常简单。首先在浴缸中加入自己感觉温度舒适的热水，将下半身泡入水中。等到身体逐渐变暖，同时感觉洗澡水变凉后，再添加热水。用双手搅动洗澡水，直至水温达到感觉舒适的最高温度为止。如此反复两三次，不用多久身体就会开始大量出汗。

相比泡到肩部的全身浴，半身浴对心肺的负担更轻。患有呼吸器官疾病、心脏和心脑血管疾病的人也能安心泡澡。此外，<u>半身浴集中温暖下半身，能促进包括肾脏在内的腰部以下的血液循环</u>。这样泡澡不仅利尿、有助于排出

"水毒"、温暖身体，还能有效缓解下肢、腰部的疼痛和水肿。

只要进行30分钟左右的半身浴，人体在泡澡中和泡澡后都会大量出汗，这些汗液能很好地改善"水毒"症状，进而温暖全身。

另外，如果平时喜欢蒸桑拿，或经常进行运动的人，不妨更有效地利用这些设施，让自己充分发汗。

当然，也可以只在家里正常泡澡。有条件的话，在浴缸里加入一些草药或矿物质，虽然现代科学还无法解释，但实际体验后会发现，这样做确实能进一步提高泡澡的效果。

在浴缸中加入以下草药或矿物质做成药浴，能获得各种不同的功效。

· 天然盐：浴缸中加入一小撮天然盐，泡澡后全身都会感觉温暖，有助于改善体寒。
· 生姜：加入拇指大的生姜泥，温暖身体效果更佳。
· 玫瑰花：在热水中放入几朵玫瑰花，具有放松身心的功效。

· 枇杷叶、桃叶：切碎后放入泡澡水中，有助于改善皮肤病的症状。

· 橘子皮（晒干）、柠檬皮（切成片）：具有消除压力的功效。

· 小苏打：让皮肤变得更光滑。

· 无花果叶：新鲜或干燥的皆可，取3~5片切碎后放入水中，能缓解神经痛、类风湿关节炎和痔疮。

· 菊花叶：取几片泡在热水中，其中的叶绿素具有杀菌作用，能促进伤口愈合。

· 樱花叶：新鲜或干燥的皆可，取几片放在热水中，能缓解湿疹、痱子。

· 白萝卜叶汁：将白萝卜叶晒1周后，水煮取汁。将汁水加入泡澡水中，能改善体寒和妇科病症。

走路简单轻松又有效果

从某种意义上说，除肥胖之外，糖尿病、脂肪肝、痛风等代谢异常病，高血压、冠心病、脑卒中等心脑血管疾病，以及其他疼痛性疾病和神经衰弱等心理疾病，都是"运动不足病"。由于人类40%以上的热量都由肌肉产生，所以运动不足会导致无法充分提升体温。如此一来，脂肪、糖等营养物质以及尿酸等代谢废物就无法充分燃烧。它们残留在血液中，使血液不净，为诱发各种疾病创造了条件。

解决运动不足最简单的方法就是走路。比如，每天走10 000步，就能增加体内的HDL胆固醇，有助于预防动脉硬化。不过，随着年龄的增长，需要达成的目标步数和步行速度是不一样的。

- 30—39岁人群推荐以1分钟85m（时速5.1km）的速度走10 000步。
- 40—49岁人群以1分钟80m（时速4.8km）的速度走9 000步。
- 50—59岁人群以1分钟75m（时速4.5km）的速度走8 000步。
- 60—69岁人群以1分钟70m（时速4.2km）的速度走7 000步。
- 70—79岁人群以1分钟60m（时速3.6km）的速度走6 000步。

走路速度和步幅因人而异，通常走满1小时即可，如果能走90分钟效果更好。

养成走路的习惯，不仅可以提高体温、温暖身体，还具有降低血压、预防阿尔茨海默病等多重效果：

· 降低血压，预防脑卒中

下半身肌肉发达，血液量会增加，有助于降低血压。

· 预防、改善心脏病

走路能刺激脚底被称为第二心脏的穴位，有助于提升心脏功能。

· 预防阿尔茨海默病

走路让下肢的肌肉、臀部肌肉、背部肌肉得到锻炼，加强对大脑的觉醒刺激。

· 预防、改善骨质疏松

走路可以用自身的重量刺激骨骼和肌肉，促进骨骼吸收钙质。

· 预防和改善腰痛、膝关节疼痛

下肢、腰部肌肉群得到锻炼，能够减轻腰椎、膝关节的负担。

· 预防和改善糖尿病、高血压、脂肪肝、肥胖

人体70%的肌肉都分布在下半身，活动下半身肌肉，能高效燃烧糖和脂肪。

· 消除压力

走路后，大脑释放出 α 波（放松脑电波），还会分泌快乐激素，有助于预防自主神经失调、神经衰弱和抑郁症。

· 强化肺功能

走路后，呼吸加深，有助于预防感冒、支气管炎、肺气肿。

持续锻炼腰部和腿部肌肉

　　随着年龄的增长，腰部和腿部的肌肉逐渐衰弱，人往往会变得懒于走路。而这又让肌肉进一步萎缩，体温也会不断下降。所以在天气晴朗的日子里，我们要多去户外走一走，还可以趁此机会转换心情，这样有益身心健康。不过，在雨天或天气寒冷的日子，即便是健康的人都很不愿意出门，年长的人外出更有受凉感冒的风险。因此，这种时候，很适合在家中做一些室内运动，比如深蹲、踮脚、原地踏步、原地抬大腿等都是不错的选择。

原地抬大腿运动

抬大腿可以有效锻炼下腹部。

/ 运动方法 /

坐在地板或椅子上，下腹部发力，以收起膝盖的感觉向上抬腿。抬起腿的动作要慢，抬到最高点后停住，保持7秒，再缓缓放下，这样练习效果更好。一抬一放为1组，至少做10组。

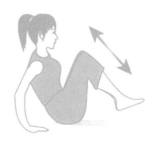

/ 注意 /

练习时如果背部伸直，会对腰部造成一定的负担，因此请注意在做动作时保持弓背。

在做深蹲时，双脚开立，与肩同宽，缓缓吸气，同时腰部下沉，直至大腿与地面平行。接着缓缓吐气，慢慢站直。这套动作反复5~10次为1组，完成1组后可休息几秒，再做下1组，每次做5~10组效果最佳。

男性感觉自己的体力变差时，只需坚持练习2~3周，就能切实收获运动的强大效果。因为体能下降与腰腿肌肉的衰退直接相关。

不过，老年人不必太过勉强自己练习深蹲，否则可能会引发膝关节疼痛，可以根据自己的身体情况，练习时不完全蹲下。腰沉得越低、运动越缓慢，深蹲的强度就越大。

踮脚运动即踮起脚后跟，一抬一放的运动。这种运动很适合在等地铁、公交车或者站立乘车时练习，十分方便。这种运动以小腿肌肉为中心，锻炼下肢肌肉的同时帮助身体提高体温、促进血液循环。

原地踏步运动，大腿抬得越高，练起来就越吃力，也就越有效。

不论是原地踏步还是踮脚，最开始练习的时候可以以100次为目标，这一练习目标能达到很好的运动强度。

不过我要再次强调，老年人在练习时不可勉强自己。可以将这些动作搭配组合，**每天一共练习5分钟。这短短5分钟就能快速温暖下半身，得到很好的效果**。现在就养成练习这些运动的好习惯，在每天的碎片时间里坚持锻炼吧。

体寒与癌症的可怕关系

接下来我来讲一讲目前死亡率最高的疾病——癌症与体寒之间的关系。

你知道吗？人体中有两个器官不会得癌症，那就是心脏和脾脏。心脏的重量只占体重的0.5%左右，却能产出11%的热量。脾脏是负责生成淋巴细胞和白细胞的器官，同时存储着大量的红细胞，属于温度很高的红色器官。温度高的器官不会受到癌细胞的侵扰，所以容易发热的甲状腺功能亢进患者罹患癌症的概率也很低。

癌细胞在体温不足36℃时最容易增殖，当体温超过39.6℃后会死亡。因此，癌症的治疗方法中，有一种发热疗法。还有研究指出，曾有癌症患者患上了疟疾，引发高烧，没想到疟疾治愈后，原本患的癌症也消失了。

相反，那些癌症高发的器官，如食道、胃、大肠、子宫、支气管、肺等，都是中空状器官，容易受寒。而乳房则是因为突出于体表，所以热量也很容易散失。近年来，乳腺癌的发病率逐年升高，乳房更大的人其温度也更低，所以更容易罹患乳腺癌。这是因为不论乳房大小，存在于其中的血管量都是一样的，所以较大的乳房更容易出现温度偏低的问题。

不孕症也是体寒造成的

女性的体寒问题如果进一步恶化，卵巢和子宫等器官也会受寒。**有妇科困扰的女性，下腹部摸起来会比较凉。换言之，这说明下腹部存在血液流通不畅、代谢低下的问题。**而这些器官的机能低下，很容易引发不孕症。

一次偶然的机会，我和日本某国立大学医学系的副教授K氏夫妇一同用餐，他们一直为结婚十年都未能怀孕而烦恼，席间我随口问K先生："K夫人脸色比较苍白，该不会有体寒的问题吧？"没想到，K先生对此十分吃惊，问我："您没有为我的妻子做过检查，是怎么知道的？我的妻子总是感冒，也经常因为偏头痛或痛经卧病在床。"他说K夫人平时的正常体温只有35.3℃。

于是，我建议K先生，"为了提高体温，请让夫人每天穿上护腰带。洗澡时一定要泡半身浴，让子宫、卵巢所在的下半身暖起来。然后每天喝三杯以上的生姜红茶来暖养身体。"

那之后两年，我收到K氏夫妇喜得贵子的消息，隔年又添了二胎。"护腰带、泡澡、生姜红茶"这三项法宝治好了K夫人长年的体寒问题，体温也有所提升。

通过这个例子，我想大家就能理解，通过食物和饮品来提高体温是多么重要。在此基础上，我们还可以养成其他可以温暖身体的生活习惯，通过暖养保持身心健康。

穿戴能保暖的衣物

读到这里，想必大家已经明白，现代人大多存在低体温、体寒的问题，因此除了日常饮食、运动、泡澡之外，我们也要在日常着装上下些功夫，帮助身体暖起来。

·穿护腰带

一般人听到护腰带会觉得有些累赘，但现在市面上的护腰带有很多轻薄且保温效果和品质都很好的款式。护腰带能帮助我们保暖腰部和腹部，并促进全身温暖、加速新陈代谢、改善体质。根据不同的场合，还可以在护腰带里贴上一次性暖宝宝，效果更好。

·佩戴围巾、口罩

一条围巾加一个口罩，与增添一件衣服的保暖效果相当。

·薄衣叠穿

想要提高体温，与其穿一件厚衣服，不如将几件薄衣服叠穿，效果可能会更好。这样穿不仅外在看起来更时尚，也便于身体活动，还能提高保温效果。这是因为衣物之间存在2～3层薄薄的空气层，它能有效保存热量，使温度不至于快速流失。

·穿温暖的室内鞋

与泡半身浴同理，双脚温暖能带动全身温度升高。与此相对的，双脚冰凉时，全身也容易发冷。因此，即便在家中，也最好穿着能包裹住脚踝的室内鞋，随时为脚部保暖。

近年来，人们喜爱的家装风格越来越西式化，为此许多家庭都会铺设木地板。当室内温度较低时，为了提高室温，越来越多的人会选择开空调暖风。可是暖空气只会往上升，脚部的温度总是偏低，容易出现"上热下寒"的状态。其实只要穿上暖和的室内鞋，不仅能节约电费，更有益身体健康。

只温暖腹部治好了多年的疾病

　　本篇为大家介绍2个真实的案例，这两位患者都只是做好了腹部的保暖，却治愈了困扰自己多年的顽疾。

　　D女士（64岁）原本就有体寒的问题。最近一两年，她从腰部到下肢摸起来尤其冰冷。3个月前，D女士突然开始尿频，甚至严重到已经影响正常生活的程度。每隔10分钟，她就会感到尿意，但到了厕所却尿不出来，有的话也只有几滴而已。虽然之后她去医院做了检查，但并没有在尿液中发现细菌。医生将她的问题诊断为神经性膀胱炎，为她开具了精神安定类药物，可服用后完全不见效。

　　有一天，D女士因为强烈的体寒，下意识地穿上了护腰带，同时还在肚脐的上下左右以及腰部两侧都贴上了暖宝宝。结果她感到从腹部到全身都温暖起来，还排出了大量尿液，整个人顿时感到身心畅快。

D女士告诉我，那之后她每天都穿护腰带，还会在小肚子和后腰位置各贴一片暖宝宝。过了一段时间后，她的睡眠、食欲、排泄都大幅改善，每天心情舒畅，感到轻松多了。以前D女士的体温只有35.6℃，不适改善后，她的体温上升到了36.4℃。

中医认为，"腹部是人体的中心"。腹中有肠胃、肝脏、胰腺、脾脏、肾脏、膀胱、子宫、卵巢等大量重要的器官，让腹部暖起来，会带来数不尽的好处。

S先生（42岁）近十年来一直长期饱受胃溃疡之苦。虽然服药期间症状会有所缓解，但一停药就胃痛难忍，还会丧失食欲。

后来医生告诉他，这种情况需要清除幽门螺杆菌，并安排他近期接受抗生素杀菌治疗。在这之前，S先生来到我的诊所就医。我检查了他的腹部，发现他的腹部非常凉，尤其是胃部区域，摸起来像冰块一样。我请他自己触摸这些部位，并告诉他："摸起来很凉说明胃部的血液循环不通畅。血液会将营养物质、氧气、水、白细胞、免疫物质输送到全身。正因如此，这些摸起来比较凉、血液循环不畅的部位才会生病。从今天开始，请穿上护腰带，贴上一次性暖宝宝，随时保证腹部温暖。"

此外，我还建议他每天喝加了青海苔的热味噌汤，并用加入苏子叶的姜汤来代替茶饮。

青海苔富含能对抗胃溃疡的维生素U，苏子叶和生姜可以暖胃，促进胃黏膜的血液循环。那之后短短一周，S先生不吃药也没有再出现胃痛。2个月后他来复诊，原本35.9℃的体温上升到了36.5℃，相关自觉症状也消失了。

对于上述两位患者，我只是建议他们为身体保暖，并没有开其他处方。很多时候仅仅只是让身体温暖，就能让长年忍受的病痛不治而愈。

第 **6** 章

远离疾病的
饮食方法

提高体温的日常饮食

上一章中，我介绍了泡澡、运动等温暖身体的方法。本章为大家更详细地说明提升体温、净化血液、有助于身体健康的食物和饮食方法。

与尚处于生长发育期的少年儿童不同，成年人在体温较低的早晨往往没有食欲，如果这时勉强自己吃早餐，人体就会为了消化食物将血液集中到消化器官，使输送到大脑和全身肌肉的血液量减少，造成犯困、倦怠等问题，全身的活动也变得迟缓。此外，流向排泄器官的血液供应量也会随之减少，使排泄功能降低。

所以，<u>早餐只喝胡萝卜苹果汁和生姜红茶能有效减轻消化器官的负担，让血液更多地流向全身各处，让我们的头脑更清晰，身体活动更轻快</u>。不仅如此，每天坚持不吃早餐、只喝胡萝卜苹果汁的半日断食法，还能帮助体温上升。橙色的胡萝卜具有温养身体的功效，而原产自寒冷地带的苹果也不会让身体变得寒凉。

不过，果汁中的水分会使身体变冷。如果发现只喝胡萝卜苹果汁无法提高体温，可以少喝一些胡萝卜苹果汁，再喝一些加入黑糖或蜂蜜的生姜红茶。这样搭配不仅能获得足够的糖分，还能温暖身体。

另外，我推荐在早晨去散步或者做体操来活动一下身体。在早晨提高体温，上午就不会再有困倦感，还能促进排尿，净化血液，为一天的工作和生活做好准备。

温热的食物与寒凉的食物

　　日常饮食之所以会引发体寒，首先是因为过量进食，其次是食物本身的不同性质造成的。有的食物能温暖身体，有的食物则会使身体变冷。理解了这一原理，我们就能通过日常饮食让身体变得更加健康。

　　比如，吃西瓜会让身体变冷，吃生姜则能提高体温。**中医对食物有自己的区分标准，像西瓜、黄瓜、番茄这类寒凉的食物叫作"阴性食物"，而盐、生姜等温热的食物则叫作"阳性食物"**。不过，现代的营养学没有吃某些食物让身体变温暖或变冷的食物观念。目前营养学的主流是"分析学"，将富含蛋白质的食物或富含维生素、矿物质的食物定义为"有营养的食物"。1g糖或蛋白质能产生16.7kJ热量，1g脂肪能产生37.6kJ热量。因此，只要知道某种食物中蛋白质、脂肪和糖的含量，就能计算出该食物在体内可以产生多少热量。

然而，热量值的多寡并不是问题的全部。理解食物究竟属于热性，还是寒性，再结合自己的身体状态来选择也很重要。

阳性体质与阴性体质

中医并不是只将食物划分为阴性与阳性，而是认为宇宙万物皆有阴阳之分。人也分为阴性体质和阳性体质。男性"阳盛"，而女性则"阴盛"。身体壮实、面色发红的男性阳气更盛，面色白净、身材修长、眼睛大、白发多的人则阴气更强，如此等等不一而足。

阳性体质的人，通常身体健壮、肌肉发达，体温也较高，他们经常活动身体，同时性格开朗，食欲旺盛，生活中总能展现出积极的一面。但另一方面，阳性体质的人容易过饮过食，罹患癌症、脑梗死或心肌梗死等疾病的风险也更高。

相反，阴性体质的人肌肉较少，身体中脂肪或水分较多，所以常年体寒，总被肩膀僵硬、头痛、头晕、心悸、气短等症状困扰。阴性体质人群的高发病有低血压、贫血、胃炎、过敏、类风湿、水肿、抑郁等。这些疾病都不是致命疾病，所以阴性体质的人往往寿命较长。然而，如果时常感到身体不适，长寿似乎也成了一桩苦事。

在中医理论中，各种事物的属性都可以分为"阳性""平性"和"阴性"，参考下表所示。

阳性、平性、阴性的事物及其特点

属性	对应的事物及其特点
阳性	太阳、夏季、白天 红色、黑色、橙色 男性（尤其谢顶者） 怕热 血压偏高、力气大、较活跃 容易便秘
平性	黄色、浅棕色
阴性	月亮、冬季、夜晚 青色、白色、绿色 女性、白发较多的男性 体寒、低血压、体力较差 早晨起不来、晚上难以入眠 容易腹泻

阳性、平性和阴性的食物

属性	食物
阳性 （红、黑）	盐，日式梅干，鸡蛋，鳕鱼籽，奶酪，味噌，酱油，禽畜类，鱼类，贝类，根茎类蔬菜（牛蒡、胡萝卜、莲藕、山药），大葱，洋葱，韭菜，大蒜，高丽参
平性 （黄色）	糙米，黑麦面包，荞麦面，小米，稗谷，黍米，生姜，红豆，黄豆，纳豆，南瓜，芝麻，苹果，草莓，番薯，芋头，魔芋
阴性 （青、白）	牛奶，软饮料，精白糖，蛋糕，甜点，咖喱，热带、温带（南方）水果（香蕉、菠萝、杧果、柿子、猕猴桃、柠檬等），西瓜，黄瓜，豆芽，番茄，叶菜类，豆浆，豆腐，啤酒，威士忌，醋

阴性体质的人应该吃阳性食物

那么，我们究竟应该怎么吃，才能打造出百病不侵的健康身体呢？

为了预防、治疗疾病，我们需要多吃与"自身体质性质相反"的食物，尽可能地保持身体的"阴阳平衡"。因此，阴性体质或患有阴性疾病的人应该多吃阳性食物，而阳性体质、患有阳性疾病的人则应该多吃阴性食物，以维持阴阳平衡，从而促进健康、治疗疾病（参见下一页表格）。

食物特性与食物性质的关系

特性	寒凉的阴性食物	温热的阳性食物
颜色	◎青、白、绿（冷色） 牛奶、叶菜类、黄豆、乌冬面、蛋白等	◎红、黑、橙、黄（暖色） 奶酪、根茎类、红豆、黑豆、荞麦面、红肉、蛋黄、味噌、酱油等
产地	◎南方 香蕉、菠萝、蜜柑、柠檬、蜜瓜、番茄、黄瓜、西瓜、咖喱、咖啡、绿茶	◎北方 苹果、樱桃、葡萄、西梅、荞麦面、鲑鱼、鳕鱼
硬度	◎柔软（水分较多） 面包、黄油、蛋黄酱、奶油、水、可乐、果汁	◎较硬（水分较少） 大米（尤其糙米）、黑麦面包、味噌、奶酪、荞麦面
味道	◎酸味 醋、柑橘类	◎咸味 盐、味噌、酱油、鳕鱼籽、酱菜、海鲜类
动/植物	◎植物性食品 叶菜类、非北方产的所有水果（牛奶虽为动物性食品，但也属于寒凉食物）	◎动物性食品 牛奶以外的所有动物性食品（禽畜、蛋、奶酪、鱼、贝类等）
酒类	◎原料为阴性食材（或水分较多） 啤酒、兑水威士忌	◎原料为阳性食材（水分较少） 日本酒、红葡萄酒、黄酒、伏特加

*咖啡、咖喱、番茄等虽为暖色食物，但因产自南方，所以仍属于寒凉的阴性食物。相比颜色，产地在决定食物性质中权重更高。

接下来，我针对阳性、平性和阴性的特性，对食物与疾病的关系做一个简单介绍。

偏阳性体质的人容易罹患高血压、脑卒中、心肌梗死、痛风、糖尿病，以及肺癌、大肠癌等目前在欧美国家较为高发的癌症。偏阴性体质的人容易罹患低血压、贫血、胃炎、溃疡、过敏、类风湿关节炎等疼痛类疾病，以及抑郁症、其他精神类疾病、胃癌、结缔组织病、甲状腺功能亢进等。

对于阳性、阴性食物最基本的区分方法是：能温暖身体的阳性食物多产自北方，质地较硬，呈红、黑、橙等暖色。会让身体变冷的阴性食物多产自南方，柔软多汁、呈青、白、绿等冷色。另外，水分或脂肪含量较多的食物也会让身体变冷（具体参见上一页表格）。

不过，**通过加热、发酵、加盐等方式烹饪后，一些寒凉的食物也可以转变为温热的食物**。比如，将牛奶加热、发酵后制成的奶酪，茶叶发酵后制成的红茶，白萝卜加盐发酵再加压后制成的腌萝卜干等。

在现代社会中，因体寒导致身体不适或罹患疾病的阴性体质人群越来越多，所以这一类人平时应有意识地多吃一些温热的食物。

易发胖的食物与有助于瘦身的食物

寒凉的食物通常容易让人发胖，而能让身体温暖的食物则有助于减肥。通常，**青、白、绿等冷色食物多属寒凉食物，而一些红、黑、橙等暖色食物则多为温热食物**。

中医中有一种理论，即吃下食物的形状可能会逐渐影响人的体态。比如说，爱吃面包、蛋糕、蜜柑、西柚等浅色、柔软、圆滚滚食物的人，体型也相对圆润；而爱吃牛蒡、胡萝卜、莲藕、山药等深色、长条形食物的人，身材则比较纤细。这种说法在某种程度上与寒凉食物和温热食物的分类方法十分相似（参见第190页、第193页的表格）。另外，摄入过量水分不利于排泄，会导致发胖，所以日常爱喝软饮料的人也更容易体重超标。

归根结底，当消耗的热量小于摄入的热量时，我们会发胖。因此，有肥胖困扰的人除了应该尽量避免摄取那些容易发胖的寒凉食物之外，更重要的是通过半日断食法等方法来锻炼自己的空腹力，同时对摄入的热量加以控制。

易发胖的食物与有助于瘦身的食物

类型	食物
寒凉食物 易发胖	牛奶、乌冬面、白面包、精白米、白葡萄酒、啤酒、白砂糖、西式甜点、黄豆、豆腐、蜜柑、柠檬、蜜瓜、叶菜类、蛋黄酱、白肉（白色油脂）
温热食物 有助于瘦身	奶酪、荞麦面、米、黑麦面包、糙米、红葡萄酒、黄酒、黑啤、红茶、黑糖、红豆、黑豆、纳豆、苹果、樱桃、葡萄、西梅、根茎类蔬菜、海藻类、味噌、红肉、海鲜类（虾、蟹、鱿鱼、章鱼、贝类等）

吃应季的蔬菜和水果

大部分食品原料都是季节性的。不过原本在夏季才能吃到的番茄和黄瓜等蔬菜，现在通过大棚种植，一年四季都能买到，鱼类也可以利用不同的养殖方法，全年供应市场。大部分食物越来越不受季节的限制，随时都能吃到。这样的生活虽然很便利，但是时令瓜果蔬菜的营养价值更高，风味也更好。

比如，**在春季发育成熟的蔬菜能帮助人体排毒，帮助冬季活动量减少的人们代谢体内积聚的毒素。夏季的蔬果和热带地区的产物能帮助人体散热。秋季到冬季收获的蔬菜适合长期保存，具有收敛身体、维持体温的功效。**

由此可见，应季的食物才最有利于人体健康，所以我们最好根据不同的季节，食用该季节收获的蔬果和水产品，这样才是最理想的饮食方式。

由于现在大量的食物在一年四季都能买到，所以许多人已经不知道蔬果原本产自哪个季节。在此，我大致梳理罗列了一下各个季节的应季蔬果。

· 春季蔬果

春笋、芦笋、春圆白菜、春菠菜、油菜、水芹、西芹、豌豆、蚕豆、春洋葱、春土豆等蔬菜。草莓、李子等水果。

· 夏季蔬果

番茄、茄子、黄瓜、青椒、西葫芦、生菜、玉米、毛豆、四季豆、秋葵、南瓜等蔬菜。西瓜、枇杷、蜜瓜、桃子等水果。

· 秋季蔬果

地瓜、芋头、土豆、山药、牛蒡、茼蒿、口蘑、西蓝花、花椰菜、洋葱、胡萝卜、莲藕等蔬菜。柿子、猕猴桃、无花果、梨、苹果等水果。栗子等坚果。

· 冬季蔬果

白菜、菠菜、小松菜、百合、大葱、大头菜、白萝卜、韭菜等蔬菜。蜜柑、橘子等水果。

从这份清单也能看出，夏季的应季蔬果大多是寒凉食物，而冬季的应季蔬果则大多是温热食物。由此可见，顺应大自然的规律才是最有益健康的。

相比盐的过量摄入，更应警惕摄入不足

盐也是一种有助于温暖身体的重要食物。然而，在现代人的常识中，过量摄入盐会引发高血压，对健康的危害很大。但事实真的如此吗？

全球权威的英国医学期刊《柳叶刀》上曾发表过一篇完全颠覆这一常识的论文。该论文以25—75岁的207 729名美国人为研究对象，开展食盐摄入量与死亡率关系的调查，结果发现人单日食盐摄入量与死亡率的关系如下图表所示。

每组单日食盐平均摄入量

分组	单日平均摄入量（g）	
	男	女
I	2.64	1.70
II	4.65	3.13
III	6.72	4.55
IV	11.52	7.89

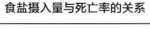

食盐摄入量与死亡率的关系

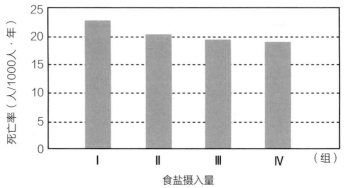

　　从调查结果可以得知，食盐摄入量最高的组死亡率反而最低，食盐摄入越少，死亡率越高。罹患高血压、脑卒中、心肌梗死等心脑血管疾病的人中，也是吃盐较少的组发病率更高。这篇论文的调查人数超过20万人，数据可信度还是较高的。

　　看到这一调查结果，论文作者埃尔德曼博士在文中写道："这让我联想起，全球经济发达国家中食盐摄入量最多的日本人，也是世界上最长寿的人群。"

　　事实上，摄入盐分引发高血压的情况，是由于盐分摄入极端过量、囤积体内无法排出造成的。20世纪50年代之后，日本东北地区的民众曾经因为摄入过多盐分，造成了整个地区的健康危机，因此掀起了减盐运动的热潮。但其实这是因为当时的食物资源匮乏，很多人只能吃酱油拌饭或腌菜拌饭，除此之外几乎没有其他副食，造成不得不用盐分含量极高的配菜下饭。不过，**现代人的餐桌上副食丰富，只要能保证正常饮食，就无须担心吃盐过量**。相反，我们反而需要注意盐分摄入不足的问题。

盐是身体必不可少的物质，没有盐，人体就无法维持正常的生命活动，也就更加难以保证健康。从科学的角度来说，盐具有以下功效：

- 保持体液的渗透压，维持代谢水分（血液与淋巴液）的pH值。
- 有助于神经兴奋的传导作用。
- 帮助肌肉收缩。
- 构成胃液、肠液、胆汁等消化液的原材料。
- 有助于身体排毒。
- 促进新陈代谢，提高体温。

因此，盐分摄入不足可能会带来以下不良症状：

- 新陈代谢水平下降、体温下降。
- 食欲减退。
- 肌肉收缩力、神经兴奋的传导作用减弱，引发痉挛。
- 心脏肌肉的收缩力降低，造成血压下降（全身无力、倦怠感），甚至引发休克。
- 肾脏"重吸收"原尿中的盐分以形成尿液，缺盐会引发肾脏过劳，造成肾功能低下。

从我们现代人的饮食习惯来看，我们真正需要注意的反而是在饮食中应避免盐分摄入不足。不过，我不推荐大家食用常见的市售精制钠盐，虽然精制盐价格便宜，而富含矿物质的天然盐价格更高，但从维持身体健康的角度考虑，我推荐吃天然盐。我认为为了身体健康，承担这小小的价格差是值得的，因此还是选择含有矿物质的优质天然盐吧！

需要盐的人与不需要盐的人

　　我在前文也介绍了，癌细胞在35℃的低体温环境下最容易增殖，而在39.6℃以上的体温下则会被杀灭。因此，想要预防和治疗癌症，提高体温十分关键。换言之，适量摄入有提升体温功效的盐是有益身体健康的。因此，**不必刻意在饮食中减盐，如果本能地感到"身体需要盐分"，就应该顺应本能，适当补充。**

　　美国的巴特博士曾做过一个实验，他将实验对象盐的摄入量从5g增加到15g，并将血压因此升高的人归为"盐敏感者"，将血压不变或反而下降的人归为"盐不敏感者"。

　　对盐敏感的人身体储存盐分的能力较强，占整体受验人群的40%，从阴阳理论的角度来说，这类人属于阳性体质人群。对盐不敏感的人身体储存盐分的能力较弱，占整体受验人群的60%，属于阴性体质人群。

盐分储存能力弱、对盐分不敏感的阴性体质人群会更偏爱咸一点的食物。而盐分储存能力强的阳性体质人群则不太喜欢太咸的食物，他们更喜欢生鲜蔬果、啤酒、蛋糕等。

换句话说，身体更需要盐的人口味偏咸，不需要盐的人则口味偏淡。这其实也是一种身体本能的体现，因此我们只需要顺应自己的身体本能进食就好。

每个人的体质千差万别，体质不同，对美食的感受程度自然也不同。这些感受的差异是形成"喜欢""厌恶"等嗜好的根源。一般来说，阴性体质的人会喜欢阳性食物，而阳性体质的人则偏爱阴性食物，当人体吃到自己需要的食物时，自然就会觉得这种食物美味可口。

黑糖、蜂蜜等糖类的功效

　　若用颜色来区分砂糖，可以说黑糖更接近阳性，而白砂糖则更接近阴性。在美国，很多人为了减肥不吃砂糖，转而去喝加了许多人工甜味剂的软饮料。这是因为美国大多数食物使用的砂糖都是经过精制的白砂糖（阴性食物）。<u>白砂糖里几乎不含维生素和矿物质，99%的成分都是糖</u>。因此，经常摄入白砂糖很容易引发糖尿病、肥胖和龋齿。

　　但是，<u>黑糖和蜂蜜中含有维生素B$_1$、维生素B$_2$、钾、铁、锌等，它们都是人体在燃烧糖类时不可或缺的营养物质</u>，因此，适量吃一些黑糖和蜂蜜也无妨。尤其是黑糖的含钙量很高，平均每100g含钙约300mg，对强化骨骼和牙齿都有益处。不仅如此，黑糖中的锌含量也十分可观，具有强精作用。

研究发现蜂蜜有杀菌功效，并含有神经传导物质血清素。血清素有镇静、助眠和调理肠道的功效。

最近的研究还发现，蜂蜜中含有异麦芽寡糖，能促进肠道有益菌的增殖，激活肠道中的免疫细胞，并且对癌症和多种疾病都有预防和改善的功效。

发酵食品以自然发酵为佳

醋是阴性食物。不过，醋也具有降低胆固醇、预防脂肪肝和肥胖的功效。

可惜近年来大多数市售的醋都是利用化学方式制成的合成醋或混合醋。为了身体健康着想，即便价格稍高一些，我也更推荐大家食用有机的酿造醋。此外，被体寒问题困扰的人可以尝试黑醋。

味噌和酱油都是阳性食物，这一类**经过长时间自然发酵而成的食物，能增加肠道中的有益菌，帮助肠道进行大扫除，提高吸收能力，还能增强人体的造血功能**。罹患各种疾病的人的肠道大多都囤积了一些难以排出体外的代谢废物，因此多吃富含活性酶的发酵食品，增加肠道中的有益菌十分重要。

综上所述，我们需要在日常生活中注意身体保暖。在饮食方面，我们应首先正确认识自己的体质特性，再选择适合自己身体的食物。这些对身体有益的细节在我们的日常生活中一点一滴地不断积累，最终会让身体本就健康的人进一步远离疾病，帮助有疾病困扰的人尽快改善病况，最终得以治愈。

在我看来，理想的生活习惯是坚持践行提升体温的饮食方法，通过适度的运动保持体温和肌肉水平，享受身心的充实感。在此基础上，再借助泡澡进一步提高体温，排出身体中多余的水分，让体温一直保持在较高水平。如果能养成这样的生活习惯，就能预防和战胜各种疾病，保持身心健康。

第 **7** 章

"空腹力"
改变人生

被认为难以活过20岁的疑难杂症竟痊愈了

本章我将为大家介绍一些通过断食法（坚持半日断食法或在我的断食疗养所进行断食）和提高体温的方法，最终战胜病魔的真实案例。我们即将在这些案例中看到，提高体温和断食不仅能改善伴随肥胖出现的糖尿病等各种疾病，还能帮助对抗癌症等疑难杂症，使身体逐渐好转。

首先要介绍的是一位现居美国的47岁女性给我寄来的信件。信虽然有些长，但我还是想分享给大家，希望能给大家带来帮助。

现在我能变得如此健康和活力十足，多亏了石原医生，我由衷地向您表示感谢。我现在将这段亲身经历写下来，希望能对其他患者也有所帮助。

我从小体弱多病，在我还是个小孩子时，就曾被医生断言可能活不过20岁。当时，我每个月有一半的时间都会因扁桃体肿大而发高烧，根本无法外出。不仅如此，只要我不小心受伤，身上的伤口就会很快化脓，不是转变为坏疽，就是持续化脓难以愈合。我先后患上过肾盂肾炎、输卵管囊肿、腹膜炎、十二指肠溃疡等多种疾病。随着年龄的增长，我又出现了高脂血症、脂肪肝、肾功能障碍、肝功能障碍等生活方式病。4年前，我被确诊为子宫内膜癌，接受了2次手术，身体状态进一步恶化，始终恶疾缠身。

1989年我离开日本，来到美国生活。在这里，我的日常饮食逐渐欧美化，平时也一直在空调房中工作生活，开车上下班，造成了慢性运动不足，除此之外我还总是大量饮水，长期过着与您的主张完全相反的生活。我原本就是极端的阴性体质，再加上欧美的生活方式，让我的身体状态在不知不觉中不断恶化。

我的高脂血症问题一直没有好转，总胆固醇值始终高于300mg/dL（正常值应低于200mg/dL）。美国的医生严格禁止我吃高热量的食物，不允许我摄入糖和油脂。我按照主治医师的指导，严格进行以蔬菜为主的日常饮食，并每天锻炼身体，虽然一段时间之后，我的体重确实下降了，但是让我最关注的身体状态和血液相关指标却不见改善。不仅如此，这些指标反而进一步恶化。我原本身型就比较瘦弱，在那段时间里，我能感受到身体根本无法消化吸收我吃下的食物，导致我的体重下降到了37kg（身高160cm），任谁都能看出我已是皮包骨头，生命垂危。

当时，身体的哪个部位出现了问题，医生就会采用对症疗法，增加相应的药物。胆固醇值高了就开降胆固醇的药，患上了肾盂肾炎就开恢复肾功能的药，还有各种止痛药。我那时大量服药，现在回想起来只觉得胆战心惊。

就在我对不停吃药的治疗精疲力尽时，一直担心我身体的阿姨从日本寄来了一本书。那就是石原医生您的《体温决定生老病死》。我反复研读这本书，大有醍醐灌顶之感。我深深地理解了过去接受的对症疗法是不适合我的。之后，我就像抓到了救命稻草一般马上回到日本，预定了伊东断食疗养所为期两周的断食疗程。

医生看诊后告诉我，过去我这一系列的疾病是体寒引发的低体温、水毒和瘀血造成的。我开始一边喝中药，一边开启蔬果汁断食。平时喝胡萝卜苹果汁、泡温泉、蒸桑拿，帮助身体调理成更容易发汗的体质。我白天去徒步，晚上在健身房锻炼，每天都努力达成日行一万步的目标。

在断食期间，我出现了剧烈的"有效反应"，也就是长年积聚在体内的代谢废物从身体各处排泄出来。我的舌苔变得漆黑，但是经过医生的诊断，认为我必须继续努力，所以将我原本两周的断食疗程延长到近三周。那段时间，我一度担心自己无法坚持完成疗程，但好在有医生和各位工作人员温暖的鼓励，我最终顺利完成了断食疗程。之后，再接受血液检查时发现，我的免疫力比刚来时好了很多。另外，我的HDL胆固醇水平也提高了。从这一结果能看出，我过去的饮食和生活习惯确实存在着巨大的问题。

断食结束后，我继续遵照医生的指导，保持着一日一餐的饮食。每天早上喝胡萝卜苹果汁，中午喝生姜红茶，晚上主要以日本料理为主（偶尔吃两餐或不小心吃多了，我会在第二天断食来调整）。坚持这样的日常饮食后，过去不论吃多少身体都不吸收营养的情况得到了彻底扭转，我的体重开始逐渐回升。气色也不断好转，身体状况改善十分明显，让身边的朋友们都大吃一惊。现在我的身体已经恢复到不再需要服用任何药物的程度，而且面色红润，体重也长了6kg。

这之后1年，我再次前往断食疗养所。因为恢复情况十分理想，医生和各位工作人员看到我的变化，在惊讶之余都由衷地为我高兴。真的太感谢各位了！

另外，我丈夫看到我尝试石原医生的方法重获新生后，他也从去年1月起开始尝试胡萝卜苹果汁断食法。没想到短短一年，他就成功减掉了14kg，现在还在继续坚持断食，并不断刷新自己的减肥记录。

我丈夫每天早上喝胡萝卜苹果汁，中午吃荞麦面或轻食沙拉，晚上吃自己喜欢的食物，还喝他最爱的红酒，甚至不时吃一些甜点。这个减肥方法没有给他带来任何压力，他也不需要拼命锻炼身体，还能正常应对商务应酬，于是到现在也一直在坚持着。我丈夫过去因体重过重引发的腰痛已经痊愈，牛仔裤的尺寸小了两号，他现在非常享受时尚穿搭带来的乐趣。今年他决定开始锻炼肌肉，我十分欣喜地发现他看起来越活越年轻，越来越有活力。

石原医生的方法真的太棒了！我从前以为我这一生都

要靠药物维持生命了，可是现在我已经摆脱药物。定期的血液检查结果也显示，除了总胆固醇值，其他指标都已恢复正常。起床时的体温也从以前的35.5℃上升到36.5℃左右，整整提高了1℃！

我没想到胡萝卜苹果汁真的可以从根本上改变一个人的体质。我和丈夫明明吃着相同的食物，我在增重，丈夫却在不断减重。但是最重要的是我们都变得更健康了，每天生活得十分愉快。真希望当年能早一点遇到这个让我们恢复健康的疗法！

现在回想起来，2年前的自己仿佛是另外一个人。我也希望那些像过去的我一样挣扎在疾病泥沼中的人们可以早日找到适合自己的治愈方式，于是提笔写下了这段经历。

石原医生，真的谢谢您！今后也请您继续指导，多多关照。

战胜大肠癌

H女士（61岁）在1989年持续出现剧烈的腰痛，并伴有便血的症状。此后，她虽然感到下腹部有硬块，但因忙于工作和生活，并未及时就医。一直拖到1991年，H女士被确诊为大肠癌，好在她的癌变组织可以通过内窥镜进行切除，因此H女士没有接受开腹手术就成功地切除了癌变部位。

然而又过了2年，到了1993年末，H女士再次出现便血，腹部也因为胀气而鼓起。去医院就诊后发现，这次长出的大肠癌组织太大，已经无法通过内窥镜手术切除了。不仅如此，这次的癌变部位距离肛门很近，医生告诉她："做完手术，只能安装人工肛门。"

H女士因此拒绝手术，医生却说："如果不接受手术，我们无法负责，请另寻高明吧。"

其实H女士在1992年6月就已来过我的诊所就医。但是在大肠癌复发前，她并没有认真实践我推荐的疗法。直到深感问题严重后，H女士才开始认真实践。

她早餐喝加入青菜、卷心菜、芦荟的胡萝卜苹果汁，主食吃掺有小米和红豆的糙米饭。同时每天散步1小时，之后再去蒸桑拿。不仅如此，她还接受了以腹部为中心，在全身进行的针灸疗法。

除了坚持日常的饮食疗法，H女士每年也会来我的疗养所两三次，进行为期一周的胡萝卜苹果汁断食。直到现在，H女士一直维持着这样的生活习惯。现在，她面部光洁，大便正常，看起来十分有活力。

我每年会为H女士看诊四五次。据她说，自从发现癌症并接受手术后的5年里，她一直担心自己会不会很快死去。不过现在，她的这种担心已经消失了。H女士在之前就医的医院候诊室里认识了不少病友，这些病友们虽然接受了医院的治疗，却都没能逃脱疾病的魔爪。H女士说："我因为不愿手术被医院拒绝收治，可只有我一个人活了下来。"

癌症源自血液不净，只要能净化血液，就能让身体状态好转。如果采用手术、化疗、放疗等方法，虽然可以杀死癌细胞，但也会使身体受损，除非是体质非常好的人，否则大多数人都很难承受这些疗法本身给身体带来的伤害。

坚持半日断食法，重度肥胖和高脂血症不治而愈

I女士（38岁）是一名护士，常常需要轮值夜班，工作十分辛苦，可能正因为如此，她长期被肩颈酸痛、头痛、潮热、手脚冰凉、心悸、气短、痛经、月经不调等多种身体不适困扰，还患有高血压、高脂血症、高血糖、子宫肌瘤、卵巢囊肿、脂肪肝等疾病，可以说饱受折磨。

每当I女士感到疲劳或压力大时就会不停地吃自己最爱的甜食，喝各种不同的软饮料来解压。为此，她身高154cm，体重却达到了82kg。虽然I女士看起来面色红润、十分健康，但其实她被诸多身体不适和疾病所困。

35岁后，I女士又患上了抑郁症，原本就需要大量服药的她，又新增了抗抑郁的药物。在此之后，她更加丧失了

干劲，工作中的失误越来越多，最终被迫停职。也是在这时，她来到了我的诊所就医。

我告诉她："你是一名护士，我想你应该了解，针对各种症状大量吃药并不能从根本上解决问题。总之，你要先瘦下来。"I女士说："我知道这个道理，可过去尝试过很多减肥方法，每次都因为太痛苦而半途而废，无法坚持到底，反而吃得更多，变得更胖，身体状况也更糟糕了。"

"既然如此，请按照我说的方式安排一天的饮食吧。"于是我向她推荐了早上只喝胡萝卜苹果汁、不吃早饭的半日断食法。

一周后，I女士笑眯眯地告诉我："虽然吃得不多，但完全不觉得饿，真是让我惊讶。"短短一周，她就成功减重2.5kg。她说从开始断食的第2天起，排尿量就大大增加了，第3天则开始大量排便，那之后便秘问题也迎刃而解。原本只有35.6℃的体温逐渐上升，身心都舒畅了许多。

其实这些现象正是水毒得到改善的结果。初诊时，I女士面色较红，这是因为她身体里多余的水分造成下半身冰冷，血液循环不畅，使原本应该流向下半身的血液上涌到了头部（体寒性潮热）。

那之后的6个月内，I女士减重10kg，1年内减重17kg。2年后，她的体重一直稳定在60kg，虽然她觉得这个体重还是有点微胖，但是身心已经恢复健康。不过，她的子宫肌瘤和卵巢囊肿还未完全消除，仍需要继续观察。

I女士的主要问题是过量摄入动物性食品、甜食造成的营养失衡。她兼具营养过剩和营养失调的问题，所以才会一直感受到慢性的饥饿感。她改变饮食习惯之后，虽说食量减少一半，但每天早晨的胡萝卜苹果汁充分补充了维生素和矿物质，阻断了维生素、矿物质不足引发的空腹信号，这就是她在断食过程中并未感到太饿的原理。

加入洋葱的胡萝卜苹果汁治愈糖尿病

　　J先生（58岁）是一家公司的老板，他在几年前接受健康体检时发现自己的血糖值很高。但因为没有任何自觉症状，便并未理会。然而最近，他开始出现口渴、尿频、体重减轻、倦怠、性功能减退等糖尿病特有的症状。当我帮他再一次做检查时，发现他的空腹血糖值高达12.78mmol/L（正常值为3.89～6.1mmol/L），糖尿病已经非常严重了。不过，J先生说他不想吃药、也不想注射胰岛素，所以才选择来我的诊所治疗。他说，他经常感觉莫名乏力，所以为了增加体力，会勉强自己吃早饭。

　　我告诉他，如果感到乏力，说明肠胃很虚弱。而勉强吃早饭会进一步对肠胃造成负担，吃下去的食物也无法有效消化，反而会对身体造成伤害。于是，我请他尝试半日断食法，早上只喝加入了洋葱的胡萝卜苹果汁。

另外，我还推荐J先生每天晚餐吃白萝卜、洋葱和裙带菜拌的沙拉，用酱油调味汁调味，再增加一道包含大量山药的小菜。

在这套饮食中，洋葱含有能降低血糖的葡萄糖激酶。裙带菜富含膳食纤维，具有抑制肠道吸收血液中糖分的作用。山药、白萝卜都是根茎类蔬菜，中医认为根茎类蔬菜能改善糖尿病患者特有的下肢和腹部发冷、性功能减退、肾功能低下等症状。

J先生在这之后每月都会来诊所复查一次，接受血液检查。5个月后，他的体重降到60kg，血糖指标也都恢复了正常。初诊时，他的体温只有36.2℃，5个月后提高到了36.7℃。

战胜肥胖和特应性皮炎

　　G女士（28岁）自幼被哮喘困扰。升入初中后，她的哮喘问题虽然有所好转，却又接连患上了特应性皮炎，而且病情越来越严重。

　　为此，G女士开始尝试类固醇疗法、温泉疗法和免疫疗法等各种治疗，却都不见改善。从25岁开始，她逐渐开始反感外出，每天只在家中打转。虽然身体的活动量不大，食欲却越来越旺盛，结果在很短的时间内，身高155cm的她体重达到了68kg，成了肥胖体型。

　　初诊时，我告诉她，哮喘和特应性皮炎都是身体在向外排出体内的代谢废物、毒素和水分的表现，通过呼吸器官排泄就表现为哮喘，通过皮肤排泄就是特应性皮炎。她应该先减少食量，同时多活动身体并充分发汗，否则问题是无法得到改善的。用药物去抑制这些症状，与阻止大小便的排出是一样的道理。

我指导G女士实践半日断食法，晚餐时尽量避开阴性食物，改成用阳性食物做成的日式料理，并且只吃八分饱。另外，我要求她早晚各走路40分钟以上，之后再进行超过20分钟的半身浴，让下半身暖起来，促进代谢废物顺利排出。

G女士非常认真地实践了我指导她的饮食和生活方法。原本不容易发汗的体质，逐渐变得容易流汗，小便也比以前明显增多。她的体重在1个月内下降了4kg，3个月内减掉了8kg。这期间，大量黏稠且有气味的体液从她全身的皮肤不断渗出，但她依旧坚持断食。等到第三个月起，体液不再渗出，皮肤开始变干，皮炎逐渐好转。现在，只要不仔细看，很难发现她曾患过特应性皮炎。

那之后，G女士仍然保持着治疗时的生活习惯，以前只要换季就会找上门来的哮喘也不再发作，她的身体变得健康多了。这之后不久，G女士邂逅佳偶，喜结良缘，她还邀请我与妻子参加了她的结婚典礼。

空腹力让人生更充实

看过这些通过断食法和半日断食法重获健康的患者案例后，大家感觉如何呢？我想大家应该可以充分理解保持空腹状态能为身体带来诸多积极的效果。尤其半日断食法简便易行，完全可以自行实践，帮助自己恢复健康。不妨给自己3个月的时间，尝试用这种方法锻炼空腹力，我想你一定会为它所带来的效果而惊喜不已。

半日断食法不仅仅能治愈疾病、帮助身体恢复健康，当这种饮食方式成为一种生活习惯，你会发现你的生活出现了更大的转变。

如果截至目前，你幸运地没有被确诊过任何疾病，但是每天上午，尤其是10点前后，总会感到无精打采、没有干劲，这样的状态一直持续，你会作何感受？每天都以这样莫名的身体不适或者情绪不佳开启一天的工作和生活，这一整天的心情都会受到影响，既无法从工作中感受到充实感，也无心畅想美好的未来。

即便你努力用正面思考来改善自己的状态和情绪，但是内脏因为过食、营养失调而疲惫不堪，或是因为运动不足、肌肉萎缩、体温下降，被疲劳感随时纠缠，浑身没有力气，那我们又如何能够积极乐观地待人处事呢？以上种种现象，都说明身体中存在着代谢废物或毒素，这些物质没有得到充分的燃烧和排泄，而是积聚在体内。**身体不够健康的情况下也很难维持心理健康**。

调整身体状态，让身体重获健康后，心情才会随之舒畅，精神上也能更加充实。而**实践半日断食法就是一个调整身心状态的好方法，将过去花在早餐上的时间用来做一个简单的体操，之后再冲一个热水澡，帮助身体温暖起来**。

当天气寒冷时，可以在热水澡的最后，用温度适宜的温水冲洗腰部以下部位（不要冲头部）三四秒，这样不仅可以防止出浴后着凉，还能让身体更加暖和。这种做法也可以从夏天就开始尝试，让自己的身体逐渐习惯。当负责排泄的各个器官变得活跃，体内的代谢废物和毒素就能更好地排出体外，身心都会感到舒适。这样的晨间状态可以帮助我们更好地投身到工作和生活中去。

巧妙利用空腹力，能让我们一大早就干劲十足、准备妥当。以这样的状态开启工作和生活，这一整天都能感到满足。

让心满意足的每一天帮助我们书写美好的未来，体验更加充实的人生吧！

第 **8** 章

健康活到100岁
的长寿秘诀

人类原本可以活到120岁

每个人都渴望高质量的长寿。然而，当我们思考自己能活到多少岁时，往往会感到没什么概念，只觉得大概能活到平均寿命吧。不过，也有很多人担心即使现在十分健康，说不定以后会因癌症或脑卒中等疾病而早逝。抑或在年老后不得不卧病在床，或患上阿尔茨海默病。尤其是一些已经罹患某些疾病的人甚至会悲观地认为自己大概是活不到平均寿命了。

在之前的篇章中，我介绍了如何利用半日断食法或断食法来激活"空腹力"，同时提高体温，帮助大家在生活中避免患病或自行治愈多种身体不适。只要用我在书中提倡的方式去生活，我想大多数人都能长寿。

我所说的长寿寿命，并非指现代人的平均寿命，而是人类原本应该有的寿命。那么，人类原本应该能活到多少岁呢？

关于动物和人类的寿命，学界有诸多学说和研究。法国的弗朗索瓦提出，健康生长发育的动物，其寿命通常是发育期的5～6倍。比如，狗发育成熟通常需要2年，所以狗的极限寿命一般是2年的5～6倍，即10—12岁。而牛发育成熟需要5年，其极限寿命应为25—30岁。

按照这个学说，人类会在20—25岁期间完成生长发育，那么人类的极限寿命应该有100—125岁。

美国的生物学家伦纳德·海夫利克在1961年开展实验，培养了包括人类在内的各种动物的细胞。实验发现，人类胎儿的细胞在第50次分裂后会完全停止分裂。人类的细胞分裂1次平均需要30个月（两年半）。按照这样计算，他推测人类应该有2.5年×50次＝125年的寿命。

此外，还有通过不会二次分裂的脑细胞推测寿命的学说。即通过计算随着年龄增长不断死亡的脑细胞数量，算出脑细胞的生存极限时间应为120年左右。**现代科学家们虽然判断的标准不同，但普遍认为人类的极限寿命为120—**

<u>125岁</u>。

换言之，如果人类能保持健康的生活，应该能活到大约120岁。这样想来，其实活到百岁应该并不是一件难事。

高加索长寿老人的日常生活

　　事实上，确实有一个地区生活着大量100岁以上的高龄人士。在第3章中我也提到过，那就是闻名于世的格鲁吉亚高加索地区的"长寿村"。当年我走访那里时，日本的总人口有1.2亿人，但是百岁以上的老人只有寥寥数百人。而高加索地区的人口只有日本的1/10，却生活着几万名长寿老人。从人口比例来看，那里的百岁老人的数量是日本的1 000倍。

　　我对于高加索地区有这么多百岁老人十分感兴趣，为了探究其中的奥秘，先后五次走访。我想亲眼看一看他们平时吃什么，过着怎样的生活。本篇就将为大家揭秘当年我在当地体验到的长寿老人的日常生活。

　　高加索地区位于黑海与里海之间。高加索山脉海拔在

1 000～2 000米，其山麓地区有一块倾斜的腹地，这就是长寿村的所在地。在这片土地上生活的人以务农为生，不难想象他们日常从事大量重体力劳动。我前往这块地区实地考察时，亲眼看到那么多长寿老人，依然十分震惊。在那里，90多岁甚至100多岁的老人仍然如理所当然一般劳作，生活得十分健康。

我们前去走访时，村子里的人们很热情，为我们介绍了村子和长寿老人们的状况。等到说明结束后，大家在长寿老人的家中举行晚宴。宽广的土地上修建了许多石木结构的漂亮屋舍。当地的建筑样式有着浓浓的古希腊与古罗马文明遗风。这里的家庭构成多为大家庭制，四世同堂、五世同堂的情况十分常见。

长寿老人一家在自家大院中庭的葡萄架下摆出大桌，我们一行人便和大家齐聚一堂，据说当地人常常在家中举办这样的宴会。长寿老人中，男性个个肌肉发达、体态端正，看起来很年轻，完全无法想象这是一位百岁老人。让我印象最深刻的是，老人咧嘴笑时，露出一口雪白闪亮的牙齿。

宴会使用长条形餐桌，主桌上座留给各位寿星们，接着是我们这些来访者，下座是年轻一辈。虽说是年轻一辈，但他们也都是七八十岁的老人了。而其他更年轻的人们则围坐在其他桌边。宴会开始前大家干杯庆祝，祝酒仪式持续了很久。

杯中是村民们自家酿制的红葡萄酒，干杯时会与对方交杯饮酒，不喝完对方就不会放开你的手腕。干杯的祝酒词花样繁多，"为从日本远道而来的客人干杯""为我们的祖国干杯""为世界和平干杯""为感谢大自然干杯，为长寿老人干杯""为今天制作美味佳肴的人干杯"……像这样，人们为一切能想到的人和事不断干杯饮酒，我们早已有了醉意，可那些年过百岁的老人们却只是面色稍稍泛红，看起来更加精神矍铄。

我向长寿老人们询问"长寿的秘诀何在"，他们说，首先是"经常劳作"，其次是"组建合唱团，与大家一起放声高歌"，第三点是"外出打猎，多走路"，第四点是"去朋友家喝酒玩闹"。

劳作和外出打猎之所以有益身体，是因为这能让身体得到充分的活动。不仅如此，劳作还与生活的意义紧密相连。而唱歌和与朋友玩耍，则可以通过大声说话使横膈膜上下运动，促进胃肠和肝脏等内脏的血液循环，温暖身体。同时，这些活动也能促进胸大肌和肋间肌的活动，提高体温。可见，在他们的日常生活中，随时都在做有益身体的活动。

"从年轻时起就一直干重活"，正如长寿老人所说，与他们握手时，我感觉自己握住的好像是一只结实的大手套。老人们经常应邀参加宴会，或是邀请朋友来自家赴宴，为许多人送上祝福，也收到了人们的各种祝福。他们在宴会中能感受到无与伦比的快乐。老人告诉我，如果被邀请去参加结婚典礼，他们能喝一整晚的酒，从晚上一直跳舞到天明。

他们非常重视体力劳动（运动）以及人与人之间的交流。他们友善开朗、喜爱聊天，与任何人都能轻松地交谈，说话时面色红润，感情真挚。

我还询问了老人们日常生活的安排。一般情况下，他们晚上10点多入睡，早上5、6点起床。先做些家务和农活，然后拿出自家制作的酸奶、奶酪、豆子、沙拉、草本茶和黑麦面包，简单吃一顿早餐。午餐会吃自家制作的味道极咸的硬质干酪，搭配新采摘的蔬菜、豆类、咸菜、辛香料、水果等，并喝一些红酒。肉类一周只吃一两次。吃肉时，他们会取少量肉类蒸煮，并去掉肥油再吃。鱼类大多吃鲑鱼等淡水鱼，一般一周吃一次。午餐的食量最大，晚餐会在8点左右开饭，餐食以奶酪、酸奶、水果为主，吃得非常少。调料主要使用醋、岩盐和蜂蜜，不使用砂糖。

当地人认为吃得太饱就难以从事体力劳动，所以吃饭绝不会吃饱。虽说农活都是些重体力的劳作，不过他们都会根据自己的节奏干活。人们每天饮2杯酒左右，喝的都是自家酿制的红葡萄酒，几乎没人吸烟。饮食的调味整体偏咸，餐桌上都摆着盐罐，连吃蔬菜时都会往上面撒不少盐。

在格鲁吉亚的首都第比利斯，有一个长寿学研究所。那里的达拉奇力比教授曾说过，"日本人似乎认为过量摄入盐分会造成健康问题，但这种说法其实很奇怪。盐对身体非常重要，身体无时无刻都需要盐分。多余的盐分会随着劳作出汗排出体外，因此它并不会造成健康问题。"正如教授所说，长寿村的人总在干农活，不停地活动身体，所以更需要大量补充盐分。

对于高加索地区的人来说，主要的工作都是重体力劳动，所以不需要再做其他运动来锻炼身体。他们不会退休，可以一直劳动到生命的终点。平时，人们也会每天淋浴，在夏季劳动结束后去河里游泳，同时清洁身体。当地的女性65岁仍然能生育，不少男性超过80岁还能迎来新子嗣。

日本百岁以上的老人越来越多

1963年，日本的百寿者（年过百岁的长寿者）只有153人。之后，这一人数不断增加，截至2022年9月15日，日本厚生劳动省公布的日本全国100岁以上老人总数达90 526人，其中，女性80 161人，占总数约89%，男性为10 365人（参见下一页图表）。

虽说百寿者的人数在不断增加，日本国民的平均寿命也在不断延长，可如果这些老人都不得不卧病在床，那么这些数值的增加也就失去了意义。因此，<u>所谓的"高质量长寿"指的是不仅身体无恙，还能自主活动的生活</u>。这也是人们最希冀的。

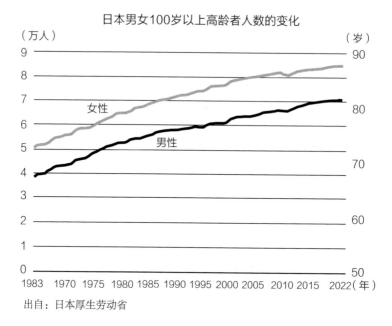

日本男女100岁以上高龄者人数的变化

（万人） （岁）

女性

男性

1983 1970 1975 1980 1985 1990 1995 2000 2005 2010 2015 2022（年）

出自：日本厚生劳动省

　　日本厚生劳动省的调查数据还显示，2021年日本女性平均寿命为87.57岁，男性为81.47岁。如果日常生活中能够多加锻炼我在前文中反复强调的"空腹力"与"体温力"，那么我们一定能实现高质量长寿的愿望。

锻炼下半身肌肉，对抗阿尔茨海默病

目前，在日本人的死亡人口中，1/3的诱因是癌症。而在高加索地区，只有2.6%的人因癌症离世，大多数人是在务农的过程中，突然仰面倒下，其死因多为心脏骤停。但这种心脏骤停并不是因为心肌梗死等疾病，而是心脏到达了寿命的极限所致。这是一直健康地生活，活到自然寿命后寿终正寝的典范。

大多数长寿的高龄人士都希望自己不要患上阿尔茨海默病或卧病在床，离开人世时最好干脆利落，不给身边的人添麻烦。去寺院参拜时，我也经常看到很多高龄人士许下的心愿是"死得痛快"。也许对他们来说，最理想的情况就是在临终前都健康地活着，最后即使不得不卧病在床，也只是躺上两三天，便很快离开人世。而且事实证明，以这种方式告别的人，死后接受解剖往往都检查不出原本患有什么疾病。

为了能充分享受自己的生命，并以最理想的方式离开人世，每个人都希望自己不罹患癌症饱受病痛之苦，或不要因为患上阿尔茨海默病而丧失意识。随着年龄的增长，我们最担心的归根结底还是自己的健康问题。每个人都希望不论多少岁都能保持生活自理、腰腿健壮，能随时愉快地外出，脑子也时刻清醒。我与很多老人交流时，他们总会说，"我真不希望因为糊涂或卧病而给家人添麻烦。"

其实老人们总说的"糊涂"可能是患上阿尔茨海默病或脑血管疾病引起的，虽然遗传因素也有不小的影响，但是最常见的病因是大脑中的血流不畅。大脑出现血流不畅后，营养物质和氧气无法输送到大脑的各个区域，进而降低了大脑的功能。

想要促进大脑血液顺畅，最简单的方法就是经常活动手指。比如，可以多做一做需要反复摊开手掌和握拳的"剪刀石头布"运动。另外，**多锻炼对抗重力的抗重力肌也十分重要**。抗重力肌主要包括背肌、下颌肌肉、股四头肌、臀大肌、小腿肌肉等。随着年龄的增长，这些抗重力肌的力量会逐渐衰弱，进而导致弯腰驼背、无法站立、不得不卧床的情况。不仅如此，有研究指出<u>活动抗重力肌会给大脑发出清醒信号，促进大脑的活动</u>。

如果已经卧病在床，只要下颌还能正常活动就无大碍。一旦下颌无法活动，人很容易出现阿尔茨海默病的症状。因此，<u>吃饭时要多咀嚼，增加下颌活动</u>。<u>平时保持良好体态，多走路，锻炼抗重力肌</u>。这些习惯都能促进大脑的血液流通，预防阿尔茨海默病。

综上所述，为了预防阿尔茨海默病，首先要做的就是尽可能多走路。最好能确保每天1小时的走路时间。如果因为工作繁忙难以实现，不妨提前一站下车步行，或尽可能不坐电梯，多走楼梯，在生活中创造各种走路的机会。

此外，做深蹲和之前介绍的原地抬大腿运动等，这些锻炼下半身肌肉力量的运动也十分有效。养成每天运动的好习惯，保持肌肉力量，不仅能帮助我们长期维持生活自理，还能有效预防阿尔茨海默病。

总而言之，想要避免卧病在床和患上阿尔茨海默病，就尽可能地保持肌肉力量吧！

减少热量摄入，实现高质量长寿

高质量长寿的另一个要点就是不要过量进食。研究发现，不仅是人类，将猿猴的摄食量减少到原本的70%，其寿命能延长30%。还有研究数据指出，减少食量后，原本平均寿命只有39个月的小鼠能活56个月。

西班牙马德里的一家养老院曾做过一个调查，他们比较了每日摄入7 524kJ的老人和第一天进食、第二天只喝水的老人的寿命。结果发现，隔天进食的老人寿命远超每天进食的老人，而且出现阿尔茨海默病的概率更低。在不少动物实验中同样证实了，<u>隔天断食延长寿命的效果最佳</u>。

可见，隔天断食可以有效预防阿尔茨海默病。但是我们也没必要勉强自己每隔一天才吃饭。因为问题的根源其实在于过食，所以实施半日断食法，或者一日三餐、每餐只吃六分饱。只需注意保持少吃，同时确保细嚼慢咽也同样有效。

另外，我在前文也提到，过量摄入水分会冷却身体，妨碍血液循环，从而诱发疾病。尤其是大量饮用冰水特别有害身体。我们喝下冰水，却排出温热的尿液，说明身体靠自己释放的热量将冰水加热。然而**我们的体温每降低1℃，免疫力就会下降30%以上**。

因此，我在盛夏也从来不喝冰水，唯一会喝的冰饮就是啤酒，但我也很清楚，还是少喝为好。另外，我也很少喝寒性的绿茶与咖啡，只喝红茶。我从年轻时就已经开始如此注意，各位高龄人士则更应该有意识地少喝冷饮，并避免过量摄入水分。

如何看待手术和化疗

很多人即使没有罹患癌症等重大疾病，上了年纪后也常出现膝关节、髋关节疼痛的问题，情形严重时，难免需要接受手术治疗。尤其是外科手术，都需要阻断血液流通，所以我认为老年人最好避免做手术，可如果不做手术，身体问题会进一步恶化，恐怕也只能接受。

对于治疗癌症，日本免疫学专家安保彻医生曾说："最好不要做手术。"虽说尽量选择不手术，可根据病情的不同，我个人认为有时手术也是在所难免的。

不过，抗癌药物对全身细胞的伤害很大，即便健康的人接受这些疗法，身体也会严重受损。因此，在我看来，这类疗法弊大于利。

对于晚期癌症的患者，如果医生提出"接受化疗还能存活6个月，不接受化疗就只有3个月的生命了"，通常患者家属都会要求化疗，尽可能延长患者的生命。患者本人自然也希望活得更久一些，于是同意接受化疗。实际上，这是一道进退两难的选择题，患者面对的选项只有两个——痛苦地活6个月，还是不怎么痛苦地活3个月。

不论是化疗还是放疗，只要剂量较低，也具有提高免疫力的效果。中药也是如此，一些中药若大剂量服用会产生毒性，但是极少量地使用反而能药到病除。

因此，研究认为，正如人体接受少量紫外线或放射线照射有益身体那样，微量毒性能提高人体的恢复力。从这个角度看，如果能在必要时采用少剂量放疗，其实是能够获得一定疗效的。

然而现代医疗中，医生为了彻底杀灭癌细胞，可能会使用足剂量的放疗和抗癌药物，反而给健康的细胞带来了极大的损伤。

高质量长寿的根本就是空腹力

与以前的老年人相比，现在的老年人看起来越来越年轻。就我个人经验来说，对比45年前我在读医的时代，这种现象可谓是一目了然。过去的人能活到60岁就已是了不得的长寿老人了，而现在60岁还是能继续工作的壮年。我现在75岁，但我觉得自己不论是体力还是精力都很充沛，完全没发觉自己已经到了这个年纪。

正因如此，现在年过六十仍然继续工作的人越来越多。而大家应该也从高加索长寿老人的例子中发现了，坚持工作其实是有益健康的。

工作到几岁因人而异。假设工作到65岁，按照当今的平均寿命来计算，我们大概还能享受15～20年的退休生活。假如你最终活到100岁以上，那么退休后还有超过35

年的时间。如果这样计算，其实退休后还有一段与工作时间一样长的退休生活在等着我们。能否有效地利用这段时间则取决于我们能否保持自己身体，特别是大脑的健康。

上班时自然不用说，如果我们无法在退休后的人生中保持健康，那么即使没有经济方面的担忧，也难以享受充实愉快的退休时光。

然而在当今社会，人们越是关注健康问题，就越容易被各种条条框框所束缚。比如，早餐一定要吃，盐分摄入过量会造成高血压有害健康，不能多吃甜食，必须要多喝水等。这一系列说法究竟孰对孰错，通过本书之前的论述，我想大家应该已经有了自己的答案。

总结来说，**注意避免过食、减少食量，激活空腹力是最关键的**，比如不吃早餐或减少三餐的总热量摄入，**与此同时温暖身体来促进血液循环**。其实想要保持健康，只需贯彻这几个基本要点就够了。

换言之，只要实践半日断食法，逐渐培养空腹力，那么不论哪个年龄段，都能打造健康的身体。除此以外的其他小妙招，大家不妨逐一尝试，选择让自己身体状况有所好转的方法并坚持做下去，这些方法无关年龄。不过，我建议从35岁起就开始注意避免过食。

　　只要做到以上这几点，我相信大家不仅在工作时期能保持健康，退休后也能获得高质量长寿，帮助我们不论到了多少岁都能保持年轻化的生活，尽享高品质的幸福人生。

快读·慢活®

从出生到少女，到女人，再到成为妈妈，养育下一代，女性在每一个重要时期都需要知识、勇气与独立思考的能力。

"快读·慢活®"致力于陪伴女性终身成长，帮助新一代中国女性成长为更好的自己。从生活到职场，从美容护肤、运动健康到育儿、家庭教育、婚姻等各个维度，为中国女性提供全方位的知识支持，让生活更有趣，让育儿更轻松，让家庭生活更美好。